With the ri
lose weigh

35歲開始，
養成瘦身體質

林又旻◎著

方法對了，
1年瘦下
20公斤

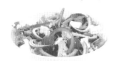

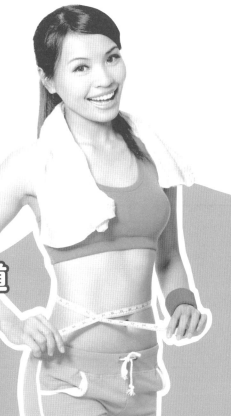

健康的瘦，才是王道

成功雲 12

出 版 者／雲國際出版社
作　　者／林又旻
總 編 輯／張朝雄
封面設計／艾葳
出版經紀／廖翊君
排版美編／YangChwen
內文校對／李韻如
出版年度／2014年11月

35歲開始，
養成瘦身體質

郵撥帳號／50017206 采舍國際有限公司
　　　　（郵撥購買，請另付一成郵資）
台灣出版中心
地址／新北市中和區中山路2段366巷10號10樓
北京出版中心
地址／北京市大興區棗園北首邑上城40號樓2單
　　　元709室
電話／（02）2248-7896
傳真／（02）2248-7758

全球華文市場總代理／采舍國際
地址／新北市中和區中山路2段366巷10號3樓
電話／（02）8245-8786
傳真／（02）8245-8718

全系列書系特約展示／新絲路網路書店
地址／新北市中和區中山路2段366巷10號10樓
電話／（02）8245-9896
網址／www.silkbook.com

35歲開始,養成瘦身體質／林又旻著. -- 初版. -- 新北市：雲國際, 2014.11 　面；　公分	ISBN 978-986-271-537-6(平裝) 1.體重控制 2.減重 411.94　　　　　103015818

行動未必總能帶來幸福，
但沒有行動一定沒有幸福。

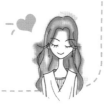

肥胖！到底有多恐怖？

　　肥胖，是很多人心中的痛。因為肥胖不但讓身體機能變差，產生代謝症候群之外，也會讓我們的外觀不好看，甚至會有致命的風險。

　　在台灣十大死因當中，包括癌症、心血管疾病、腦中風、糖尿病、高血壓等，都跟肥胖有關。所以減肥不只是為了好看，更是為了自己的健康著想。

　　小時候，我的身材很苗條，怎麼吃都不會胖。但是因為太瘦了，所以家中的長輩都會叮嚀媽媽，要多給小孩吃東西，要養胖一點，這樣才會有福氣，人家才不會說我們都沒給小孩吃東西。

　　所以媽媽開始到各大中藥行去問偏方，怎樣才能讓小孩變胖，開始給我吃了很多的中藥，希望我能夠長得壯一點。

吃了很多中藥之後，果然我的身材就如同吹氣球一樣，一天比一天還要「腫」，從小胖子、中胖子，到最後變成大胖子，看到鏡子當中的自己，就會想要砸了鏡子，看到照片中的自己，也想要把照片撕了。

　　那時候我是完完全全討厭自己的狀態，所以最後乾脆：少照鏡子、少拍相片，我逃避看見自己的身材！當時的我是處於沒有自信的狀態。我印象很深刻，小學時心儀的對象，原本對我還蠻有好感，但卻因為我的「爆肥」而把我列為拒絕往來戶。這件事情之後，讓我覺得自己更沒有自信了！

　　那時候，我幻想著有一天我的身材會「突然」變苗條，幻想我的身高「突然」長高而變瘦，我幻想著我會因為瘦下來而變成萬人迷，變得非常帥氣，回到小時候可愛的自己。

　　但很可惜的是：幻想終歸只是幻想，這些事情完全沒有發生！不知道是不是因為幻想太美好，每次我到鏡子前面的時候，我的幻想馬上變成惡夢，然後我會對著鏡子說：「我討厭你！」我真的搞不清楚我是討厭「鏡子」，還是討厭「鏡中的自己」。不管怎樣，我就這樣維持胖胖的身材，度過了國小、國中。

Foreword
前言

　　高一的時候，體育老師還蠻嚴格的，要求我們要跑900公尺。你沒聽錯！對我來說跑900公尺就是要我的命，所以我覺得老師「很嚴格」！我跑完900公尺那天，我馬上倒在旁邊的石椅上，感覺上一口氣快喘不過來，那時候我好怕，我怕就這樣死了！但還好，經過我用力呼吸之後，我到現在還活得好好的。

　　高二時體育老師告訴我們「跑1600公尺」是期中考測驗，聽到體育老師宣布這個消息的時候，我第一個念頭是：讓我死了吧！最後，我只好用擺爛的方式，「走」完1600公尺，可想而知我那年的體育分數一定是非常淒慘，班上倒數第一！那年我體重80公斤左右。

　　到了大學一年級的時候，那時候教育部希望能夠「振興」大學生的體能，所以「建議」各大學要把「跑3000公尺」當做測驗項目，所以體育老師告訴我們，只要16分鐘內跑完3千公尺，那就是80分以上，20分鐘內的話是70分，超過20分鐘的人要補考。想當然，我就是期末補考的人，而且補考還沒過！老師只好無奈地對我說：「走完，就給你60分。」那時候我體重90公斤。

因為長庚大學位於山坡上，而男生宿舍則位於青山路旁，所以男生每天要從「好漢坡」爬250階左右才能到教室，通常一爬上來我的肚子就餓了，所以每天要吃一份漢堡、一份三明治，外加一杯大奶茶。那時候我不懂，為什麼我每天這麼努力爬坡運動，為什麼體重還是不斷上升？後來我才發現，因為我動得多，吃得也很多，而且都是垃圾食物。

大學二年級寒假的時候，我因為社團活動回到學校住宿，當天早上我就發現到腳的大拇指很像扭到一樣，走路有點怪怪的，但是不覺得怎樣，回到宿舍之後，我發現腳踝的地方也開始痛起來，那時候我覺得怪怪的，怎麼疼痛會轉移啊？

到了第二天，我連下床都沒辦法，只能請室友幫忙買三餐。到了第三天，真的痛到受不了，所以咬著牙，一步一步走上好漢坡回家。家人帶我去醫院檢查後，醫生跟我說：「你這個應該是痛風發作，我先開止痛藥給你吃，下週回來看報告。」等到確定是痛風之後，媽媽難過地跟我說：「你才19歲就痛風，往後的日子怎麼辦？」說真的，我也不知道。

大三的時候到了洗腎室見習，那邊學長告誡我：

Foreword
前言

　　「這邊有很多病人也都有痛風病史，一旦洗腎之後，你的人生會很麻煩，所以我建議你還是減肥吧！」

　　聽到學長的說法，當下我其實有點傻住，我心裡只有一句話：「我不想變成洗腎病人！」所以我開始嘗試瘦下來，但是卻沒有辦法拒絕食物的誘惑，一樣是大吃大喝的狀態，一樣是胖胖的。

　　大學畢業的時候，我的體重已經站上95kg的關卡，那時候我已經覺得我不可能瘦了，這輩子就是這樣子了！後來我因為找工作的關係，認識一個直銷的朋友，推薦我用代餐來減肥，沒想到真的讓我瘦到83公斤，那時候我好高興，我終於瘦下來了！

　　但是我沒有吃代餐之後，我的體重就像是灌水一樣，從83公斤一直往上飆升到97.5公斤，成為我目前體重的最高記錄！那時候我一直在思考：為什麼吃代餐會瘦，不吃就會胖，這樣正常嗎？我覺得這不正常！

　　最後我還是只能採取節食的方法，讓體重一下下降、一下上升，那時候我的體重曲線就像是跳彈簧床一

樣，一上一下、一上一下，也快要把我給搞瘋了。最後我想通了，既然瘦身跟人體有關，我大學所學的知識就是人體的構造與機能，那為什麼我不自己去研究？所以我開始蒐集很多瘦身減肥的書籍，加上我自己對於人體生理的了解，以及許多國外最新的研究，發現到原來有很多瘦身理論都是錯誤的！

我發現，很多的減肥迷思一直存在我們周遭，所以讓我們沒有辦法順利瘦下來。經過我自己的實驗之後，我讓自己慢慢地瘦下來，這時候我發現到我不只是體重瘦下來，我的氣色、身體機能也都慢慢改變了，也就是說我不只瘦下來，還變得更年輕，這是我始料未及的！透過我的肥胖故事和經驗，我們可以發現到，肥胖對人體健康影響真的很大，我把這些經驗跟目前國民健康局的資料結合，發現肥胖有以下的壞處：

一、肥胖容易導致外表不好看，可能會導致肥胖者自卑心理，沒有辦法面對人際關係，甚至沒有自信。

二、肥胖的人行動容易變慢、遲緩，而且只要輕輕一動就會累，容易呼急促、疲勞，走沒多遠就疲勞，運動對於肥胖者而言，是一項酷刑，能免則免，也因此肥胖者特別喜歡搭乘交通工具。

三、肥胖的人的血液循環不佳，所以很容易產生頭痛、頭暈、心悸、還有下肢浮腫等身體疾病。

四、容易產生代謝症候群，會罹患各種慢性疾病，如糖尿病、心臟性疾病、腎臟病、高血壓、痛風等。容易老化、早死。有研究發現，在同一年齡層當中，通常體重越重的人，老化速度及死亡比例都會增加。所以你會發現，通常胖的人看起來比較老氣。

根據右邊的數據及資料我們可以發現到，肥胖不只是身形問題，更重要的是健康問題，所以台灣國民健康局也不斷地舉辦瘦身活動、推廣瘦身觀念，就是希望能夠透過減肥，來減少慢性病的產生，減少健保資源的浪費！但是綜觀很多坊間的書籍或是偏方，在談論瘦身這件事情時，很多的觀念都是錯誤的。

也就是這些錯誤迷思，導致很多人使用錯誤的方式減肥，最後不但荷包損失慘重，連身體也賠進去，非常不值得！再來我會告訴大家為什麼身體會胖，你才知道如何順著身體的機能，讓你越來越苗條、越來越年輕。

依據依世界衛生組織（WHO）資料顯示，肥胖者相較於體重正常者，罹患下列疾病的危險性如下：

非常危險（危險性為3倍以上）

☐ 糖尿病
☐ 代謝症候群
☐ 膽囊疾病
☐ 血脂異常
☐ 呼吸困難
☐ 睡眠呼吸中止

中度危險（危險性為2-3倍）

☐ 高血壓
☐ 高尿酸血症/痛風
☐ 骨性關節炎
☐ 冠狀動脈心臟病

危險（危險性為1～2倍）

☐ 乳癌
☐ 子宮內膜癌
☐ 結直腸癌
☐ 女性賀爾蒙異常
☐ 多囊性卵巢症
☐ 不孕症
☐ 下背痛
☐ 麻醉風險
☐ 胎兒畸形

Contents

關於減重，你想對了嗎？ 051

聽聽身體需要的營養素吧！ 078

Contents

心理，也會影響胖瘦 106

Contents

啟程，開始苗條 173

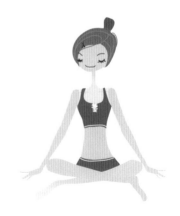

第一章

想瘦，
就要先知道胖的秘密！

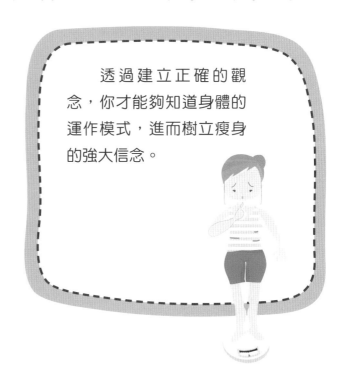

透過建立正確的觀念，你才能夠知道身體的運作模式，進而樹立瘦身的強大信念。

從這一章開始，我會開始提到很多生理學方面的知識，我說明這些知識不是為了要你變成瘦身學的專家，而是為了要幫助你建立正確的觀念。

惟有透過建立正確的觀念，你才能夠知道身體的運作模式，進而樹立瘦身的強大信念，你會知道瘦身絕對是辦的到，而且你不需要忍著不吃東西、甚至捨棄你愛吃的東西！

當你建立這些信念之後，再搭配我告訴你的瘦身方法，讓你的意識跟身體進行合作，而不是苦苦對抗，這樣才能在瘦身這條路上有更大的威力！

別擔心你看不懂這些生理學的知識，我會用最簡單的方法告訴你，讓你能夠清楚明白身體的機能，以及如何自然瘦身的方法，現在讓我們開始探索身體這張地圖吧！

為什麼會胖？

事實上，一個人會肥胖有很多的因素，這些因素都會造成我們腦部當中的調控混亂，所以出現「吃太多」、「代謝不良」等狀況，所以造成了肥胖！

首先，我們來思考這個問題：「為什麼會胖？」

很多人聽到這個問題的時候，第一個念頭一定是：「吃太多！」所以就告訴自己：「不可以吃太多，我透過節食、吃少一點，就可以瘦下來了！」但是這樣真的就瘦下來了嗎？通常會。但是沒多久就會像是吹氣球一樣，馬上體重就會回到自己身上，然後看起來比以前還要胖！你的體脂肪比以前還要多，身狀況會比以前還要差！

為什麼？因為「吃太多」只是一個結果，而不是原因！事實上，一個人會肥胖有很多的因素，這些因素都會造成我們腦部當中的調控混亂，出現「吃太多」、「代謝不良」等狀況，所以造成了肥胖！所以，我們想要了解肥胖，就要先從腦部結構開始談起。

我們的腦袋是人體發號司令的重要器官，當我們的腦袋認為，肥胖可以幫助自己的時候，身體就會自動啟動肥胖開關。所以，肥胖不是你可以控制的，因為這是身體的自動反應，想要關掉這個肥胖開關，你就必須要知道是什麼啟動身體的肥胖反應！

　　人體的腦部是由大腦、間腦、中腦、橋腦、小腦、延髓（又稱為延腦）等部位所組成。大腦是人體當中最重要的器官，分為皮質、基底核、邊緣系統及髓質，大腦皮質是目前人類演化中最高等的腦部結構，也就是我們常常在說的意識部分。

　　在大多數人類中，左腦皮質主要掌管語言、邏輯、程序化的思考功能，而右腦皮質則是負責形象思維、創意和情感建構等功能，而左右腦皮質的連結是透過一個稱為胼胝體的解剖結構，透過胼胝體的連結，可以讓左右腦皮質訊息互相連結。

　　而大腦的基底核、邊緣系統、髓質位於皮質下層，主要控制所有非意識的日常活動。像是情緒調節、體內生化平衡、資訊儲藏記憶、食慾等功能，還有絕大部分的感官（視、聽、觸、味、嗅）、感覺等非意識層面的部份，是腦部最重要的結構。

間腦位於端腦與中腦之間，主要分為丘腦和下丘腦。其中下丘腦又稱為下視丘，是身體當中調節內臟活動和內分泌活動的神經中樞所在。

下視丘腺體可以調節體溫、血糖、水平衡、脂肪代謝、攝食習慣（包括食慾）、睡眠、性行為、情緒、荷爾蒙（如：腎上腺素及皮質醇）的製作，以及自主神經系統（非意識控制的神經）等。

它可以接收從自主神經系統而來的訊號，並且採取反應的行為。譬如說，如果一個人碰到恐懼或興奮的事情時，身體的自主神經系統就會向下視丘腺體發出訊號，這時候下視丘就會刺激身體分泌荷爾蒙，讓身體產生心跳加速和呼吸急促、瞳孔擴張等反應，而且會增加血液流量，以使身體能夠及時作出相應的行動。

中腦負責部分視覺、聽覺等感官的反射運動；小腦主要負責感覺感知，運動的協調性和細微運動的控制，還可以幫助大腦進行認知功能，注意力和語言處理，音樂處理，以及時間控制；橋腦則是負責人體的睡眠機制的調控。

延髓，又稱為延腦，是連結大腦與脊髓最重要的的樞紐，負責傳遞大腦指令到脊髓，並且負責體內的恆定系統，

包括維持正常體溫、調節食慾及食量、內分泌系統的穩定，還有幫助控制心跳、血壓及呼吸，嘔吐、咳嗽、打嗝等反應的反射中樞，所以又被稱為「生命中樞」。

從剛剛腦部的說明當中，我們可以發現，多數的腦部活動都不是由我們的意識來控制，特別是負責生命重要活動的身體機能，都是由基底核、下視丘、延髓所負責，多數都是大腦沒有辦法控制的部份！

為什麼這些不能夠由大腦控制？因為這些身體機能都是維持人體生命之所需，不能夠讓大腦意識隨意控制，否則後果會不堪設想。譬如說呼吸，大腦可以控制呼吸的長短，但是卻沒有辦法控制是否呼吸，如果讓大腦可以控制呼不呼吸，那如果「忘記」呼吸，人不就死了？

所以身體很聰明，因為如果身體長時間沒有吸入氧氣，血液中的二氧化碳濃度增加，當血液中的二氧化碳濃度增加時，會刺激延髓啟動保命機制。這時候延髓就會認為生命受到威脅，所以強迫身體開始進行呼吸，所以憋氣太久的人，開始呼吸時就會非常用力且快速！

所以我們可以知道，負責生命最重要的部份在下視丘、延髓等部位，也是我們沒辦法控制的部份，這也就是肥胖真

正的根源所在。一個人會胖，是他的身體訊號出問題了，是身體要他胖。為什麼身體要他胖？因為身體警覺到「變胖」可以保護人體不會受到傷害，而啟動了肥胖機制。

所以，「肥胖」絕對並不是個人意識的問題！請不要再把胖子冠上「意志力薄弱」、「不懂得控制自己」、「飲食沒有紀律」等污名。同時，我也希望胖的人不要責備自己，不是你的錯，真的！你會胖，是因為你的身體啟動了肥胖機制，而不是你意志薄弱！

瘦身小叮嚀

瘦身不要刻意減餐，維持正常的三餐進食，食物選擇上盡量營養均衡，才是瘦身之道。

內分泌，身體的傳令兵

內分泌系統是影響肥胖一個很重要的關鍵因素！

　　我們知道會變胖，是因為腦部打開了肥胖開關，所以讓身體不斷地變胖。但是誰告訴腦部這些訊息的呢？在身體裡面負責傳遞訊號的有兩種系統，一個是神經系統、一個是內分泌系統。在這邊我們只談內分泌系統，因為內分泌系統是影響肥胖一個很重要的關鍵因素！

　　內分泌系統其實是一個統稱，由分泌激素（荷爾蒙）的無導管腺體（內分泌腺）所組成，負責調控動物體內各種生理功能正常運作。荷爾蒙又稱為激素，是一種化學傳導物質，自腺體分泌出來後，藉由體液或進入血液，透過循環系統運送到標的器官而產生作用。

　　簡單來說，內分泌就像是身體當中的傳令兵一樣，從內分泌腺出來之後，就會透過身體的血液或淋巴等循環系統，

來到下達命令的細胞或器官，促使器官進行動作、或是抑制器官的活動，是身體非常重要的一環！

在我統整的瘦身方法中，會牽涉到的激素包括甲狀腺素、胰島素、瘦體素、升糖素、血清素、腦內啡、多巴胺、生長激素、褪黑激素、腎上腺皮質素等，所以我會稍微介紹一下這些激素的特性，讓你更清楚如何瘦下來！

甲狀腺素

甲狀腺素可以廣泛作用於各種細胞，能夠刺激身體多種部位。甲狀腺素可以讓身體進行細胞產生熱量、促進糖類的吸收、生成和糖利用，促進蛋白質分解，還可以促使細胞利用脂肪，此外，還能刺激食慾、促進消化液分泌、促進胃腸道蠕動等作用，是身體當中非常重要的激素。

如果甲狀腺機能亢進的人，會出現有甲狀腺腫大、心悸、多汗、腹瀉、體重下降、肌肉無力、飲食通常會增加等現象。甲狀腺機能低落的人，通常會有異常體重增加、疲累、禿頭、心搏較慢等現象。

所以可以發現，甲狀腺對於身體的代謝功能，具有非常重要的意義，想擁有苗條的身材，就要維持甲狀腺素穩定。

☺ 胰島素

　　胰島素的作用主要是幫助葡萄糖運送到細胞當中，進而控制葡萄糖進入肌肉和脂肪組織，還可以控制胺基酸的吸收來增強DNA複製和蛋白質合成，並且調控多種身體酵素的活性。簡單來說，胰島素可以幫助我們血液中的糖份能夠順利進入身體細胞，幫助細胞產生能量。

　　一般來說，胰島素的分泌多寡是根據血糖濃度來決定，如果血糖上升的時候會刺激胰島素的分泌，相對的血糖下降則會抑制胰島素的分泌。

☺ 升糖素

　　升糖素跟胰島素一樣都是由胰臟分泌，主要功能是促進肝糖分解成葡萄糖進入血液當中，使血糖增加，還可以促進脂肪分解與代謝，並且讓脂肪轉換成能量。

　　在人體當中，胰島素的濃度會影響升糖素的生成，也就是說，如果胰島素分泌增加，就會抑制升糖素的產生。促進升糖素因素主要是血糖濃度，如果血糖濃度減少，胰臟就會減少胰島素的分泌，增加升糖素的濃度，讓肝臟當中儲存的肝糖或脂肪轉化成身體可利用的葡萄糖，促使血糖增加。

☺ 瘦體素

　　瘦體素是一種肥胖荷爾蒙，它的功用是負責加快生物的新陳代謝，抑制食慾，控制體重。瘦體素是從脂肪細胞所分泌的蛋白質荷爾蒙，由ob基因所控制。

　　瘦體素可以跟其他身體的荷爾蒙，像是甲狀腺、腎上腺皮質醇與胰島素等荷爾蒙一起作用，來決定身體是否飢餓、新陳代謝的速度有多快、影響最後身材的胖與瘦等。簡單來說，瘦體素就是決定胖瘦一個很重要的荷爾蒙！

☺ 血清素

　　血清素是一種血管及平滑肌收縮刺激激素，可以增強記憶力，保護神經元免受「興奮神經毒素」的損害，並且能在老化過程中防止腦損害發生。

　　如果人體血清素不足的話，就會導致情緒不穩定、易怒、焦慮、疲勞、慢性疼痛和焦躁不安等，還會容易發生抑鬱、衝動行為、酗酒、自殺、攻擊及暴力行為；最重要的是：血清素不足容易導致食慾大增，造成瘋狂大吃的行為！所以，想要瘦身的人一定要記得讓血清素維持在充足的狀態，才能幫助身體抑制食慾。

☺ 腦內啡

　　腦內啡是一種神經傳導激素，它的作用跟嗎啡很類似，可以使人產生快樂、放鬆、止痛的效果，帶來一種幸福的感覺，可以讓腦部得到休息，進而提升人們的注意力、專注力、記憶力、創造力等腦部功能。這對於壓力型肥胖的人來說，是非常重要的一種激素！

☺ 多巴胺

　　多巴胺是一種化學物質，主要負責大腦的情慾和感覺，主要功能是傳遞興奮及開心的資訊，也與上癮有關。愛情的感覺其實就是腦裡產生大量多巴胺作用的結果。研究發現，當我們積極做某些事情的時候，腦中會非常活絡的分泌出大量多巴胺荷爾蒙。多巴胺不足或失調時，人體會失去控制肌肉的能力、或是導致注意力不集中。相反地，如果多巴胺分泌過量，則會過度消耗體力和熱量導致早死。簡單來說，多巴胺可以增加自己的幸福感，讓身體減少壓力。

☺ 生長激素

　　生長激素是一種人體的發育及細胞增生的激素。在人體是全天24小時都在分泌，但是白天的分泌量很低，到了晚

上是生長激素分泌最多的時候。是由腦下垂體合成、分泌。目前生長激素被認為可以有效防止衰老，而且還可以促進身體多數細胞與組織的增生；促進蛋白質的合成與代謝、幫助身體進行脂肪分解等作用。對於想要瘦身的人來說，如果能夠讓身體分泌適量的生長激素，就可以有效地幫助身體分解脂肪，達到瘦身的目的。

😊 褪黑激素

褪黑激素是一種由松果腺分泌的荷爾蒙，通常褪黑激素在黑暗的情況下才會製造褪黑素，因此褪黑激素也有「黑暗荷爾蒙」之稱。研究發現，褪黑激素有助於控制睡眠循環、調節晝夜時差、影響情緒起伏、抗氧化、清除自由基，減輕細胞遭到自由基的傷害。

😊 腎上腺皮質素

腎上腺皮質素是由腎上腺皮質分泌的一種激素，它的作用有很多，包括調節醣類、脂肪、和蛋白質的合成和代謝，還具有抗發炎的作用。是身體新陳代謝中不可或缺的重要荷爾蒙！

肥胖是身體的「瘦體素」出錯？

如果瘦體素無法正常運作時，身體就會不覺得有飽足感，這時候你就會不停地吃。

瘦體素怎樣影響到我們身體的代謝呢？

當我們吃下食物之後，身體的脂肪細胞會分泌出瘦體素，而這些瘦體素會來到全身上下，特別是大腦！

瘦體素來到大腦當中負責調節我們的食慾的地方，幫助大腦抑制身體的食慾，讓身體收到「已經不餓」的訊息，然後開始多燃燒些熱量。此外，瘦體素還能運用先前就儲存起來的脂肪，來減少身體脂肪的數量。是一個很重要的荷爾蒙。

如果瘦體素無法正常運作時，身體就會不覺得有飽足感，這時候你就會不停地吃，研究發現，失去ob基因的大白鼠，沒有辦法產生瘦體素，所以會產生暴飲暴食的現象、體重直線上升。

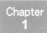

但是在臨床上發現，只有部分先天性的胖子是因為瘦體素缺乏而導致肥胖；多數的胖子不是瘦體素太少，而是瘦體素太多！你一定會想：「怎麼可能？」對吧！

其實這個情形跟第二型糖尿病患者有點像，第一型糖尿病指的是因為先天先缺乏胰島素，所以需要注射胰島素；而第二型糖尿病患者則是因為飲食習慣的問題，導致胰島素分泌過多，導致身體細胞無法辨識胰島素。

這種情形好像突然叫一個人做很多事情，這個人就會開始當機，最後不想要接受你的指令一樣；細胞也是如此，當胰島素分泌太多，細胞就沒有辦法去執行胰島素的命令，這時候身體發現血糖仍然沒有下降，所以就會刺激胰臟分泌更多的胰島素，造成惡性循環。

同樣地，瘦體素也是如此，一個人身體越胖，身體的脂肪細胞會分泌的瘦體素就會越多，當瘦體素越多的時候，大腦細胞沒有辦法辨識瘦體素，當然就無法抑制食慾、促進身體的新陳代謝，所以身體就會覺得肚子餓、不斷地進食，一進食又刺激身體產生更多的瘦體素，最後細胞對瘦體素就會越來越「冷感」，當然你就會覺得身體無時無刻都很飢餓！

那我們要怎樣讓瘦體素活躍一點呢？首先，瘦一點！因

為當你瘦一點的時候，身體就會對瘦體素更加敏感，然後就開始正常運作，把你從餐桌上趕下來說：吃夠了。

　　除此之外，充足的睡眠也很重要，研究發現，如果你每天的睡眠時間超過7小時，這時候身體會在睡覺時出現瘦體素激增的情形，刺激體內甲狀腺素的活躍，進而促進細胞代謝，增加身體的基礎代謝率，讓體重減輕。

瘦身
小叮嚀

瘦身時盡量攝取天然少的食物，避免過於精緻加工的食品。

引起肥胖與飢餓的因素有哪些？

綜合中西醫的觀點來看，我們可以發現到，在於生理層面來看，胖瘦最重要的關鍵字就是「代謝」。

事實上，導致我們飢餓與肥胖的因素有很多，我們可以歸納成四個層面來討論：生理層面、心理層面、環境和生活作息層面、靈性層面。雖然我們分成四個層面來討論，但是其實這四個層面都有關連性，不能單偏重某幾個層面。

😊 生理層面

當我們在探討肥胖的因素時，最常注意到的就是身體的部份，剛開始醫學界在探討肥胖成因時，單純地認為肥胖就是熱量的問題，只要能夠限制熱量的攝取，就可以有效地讓身體瘦下來。

於是科學家發展出一套公式，那就是「每攝取7700大卡的熱量，就會產生一公斤的體重」，相反地，只要減少

7700大卡的熱量，就可以讓身體減少一公斤。透過這個公式發展出來的減肥方法，就是使用熱量控制、節食等方法，也是目前大多數人錯誤的減重法！

但是科學家慢慢發現到，肥胖並不只是熱量的問題，這些熱量的問題其實都是結果，而不是原因。透過更多的研究發現，其實肥胖的原因還包括遺傳、運動不足、罹患食慾亢進的疾病、荷爾蒙發生異常等問題，而這些都是屬於身體新陳代謝的問題。

在中醫上也發現，每一個人肥胖的原因都不一樣，但是最重要的核心也是代謝！中醫認為，人的胖瘦取決於氣血的運行，如果一個人的血足氣不足，那麼人體中消化的力道就會下降，代謝能力就會下降；如果一個人的氣足血不足，就會造成消化過快，身體的新陳代謝出現病理性的亢進。

綜合中西醫的觀點來看，我們可以發現到，在於生理層面來看，胖瘦最重要的一個關鍵字就是「代謝」，如果一個人的代謝好，那麼體重自然就減輕；相反地如果代謝變差，體重自然就會上升。

所以如果我們要讓自己變瘦，最重要的關鍵字就是「新陳代謝」。如果可以增進新陳代謝，那麼就可以讓自己「自

然瘦」。哪些因素會影響身體的新陳代謝呢？包括吃的食物、運動、肌肉比例、吃東西的量、內分泌的狀態等，都會影響到身體的新陳代謝。

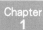 心理層面

　　在心理層面上，影響肥胖最大的就是壓力，當們遇到壓力的時候，最明顯的反應就是「迎戰」或「逃跑」，當動物面臨到「迎戰」狀態的時候，身體就會開始想辦法啟動「肥胖機制」，來應付即將來臨的挑戰，如果面臨的是「逃跑」狀態，那麼就會啟動「苗條機制」來幫助自己逃離得更快。

　　我們可以觀察到兩種不同的動物：熊跟羚羊，熊要面臨寒冬的時候，這時候牠無處可逃，所以會啟動「肥胖機制」來度過寒冬；至於羚羊則剛好相反，羚羊在草原上生活，牠們的天敵就是獅子或老虎，為了避免自己被吃掉，所以羚羊不管怎麼吃，都會維持在苗條的身材，因為牠們隨時都要逃命！所以我們可以發現，當動物面臨到不同壓力的時候，就會產生不同的應對方法，可能是「迎戰」，也可能是「逃跑」，根據選擇的不同，結果也不一樣。

　　同樣的狀況其實也在我們現代社會上發生，雖然我們沒有真的「吃掉別人」、「被別人吃掉」或是「飢餓」，但是

我們面臨的社會當中卻存在更多的生存壓力，譬如說工作壓力、家庭壓力、心理上的不滿足、恐懼等等，都會影響到我們身體的體型。

當我發現這個原則之後，我開始觀察很多人，我發現到身體肥胖的人，通常喜歡「硬碰硬」，也就是說每次碰到壓力的時候，他選擇的多數是「迎戰」；很多身材過於瘦弱的人，通常碰到事情都會閃避，不願意處理、擺爛，然後自己躲起來不願意面對事情，或是處理事情喜歡速戰速決。這時候我才真正明白，原來心理壓力真的影響一個人的身材。

☺ 環境和生活作息層面

因為人們持續地破壞地球，導致生活環境越來越惡劣，包括紫外線、空氣污染、水污染等都不斷地影響到我們的身體，這些毒素透過我們的呼吸系統、皮膚、飲食等不斷侵入到我們人體當中，雖然身體當中有肝臟不斷地在解毒，但是有些毒素卻沒有辦法好好清除，身體就會把這些毒素藏在脂肪當中。

所以身體之所以會產生內臟脂肪，不只是因為需要囤積過多的熱量，還要囤積無法排出的廢物與毒素，所以如果想要瘦身，一定要懂得排掉環境中帶來的毒素，或是減少毒素

的入侵，譬如說：騎摩托車的時候要帶口罩、維持密閉空間當中的通風程度等，都可以幫助我們減少環境帶來的影響。

在現代社會當中，我們的夜生活十分地發達，我們有24小時的便利商店、有整夜可以玩樂的地方、有24小時的網咖、還有發達的網路和智慧型手機，所以很多人作息都不正常。

在年輕的時候，可能不會覺得作息不正常怎麼樣，但事實上不正常的生活作息不但會影響到肥胖，甚至會導致癌症的發生。國內外有很多研究都發現，晚睡會導致身體攝取更多的食物，而且身體的代謝功能也會下降，而且婦女罹患乳癌的機會也會大增。所以我都會建議想要瘦身的朋友，千萬不要熬夜！

靈性層面

很多人對於靈性層面會很陌生，甚至沒有辦法說明靈性是什麼。但就我的定義很簡單，就是沒有辦法透過身體和心理去解釋的部份，就歸類在靈性的部份。

在靈性層面對導致我們肥胖的部分，通常是人生各個面相的不滿足以及不疼愛自己的態度，因而造成了靈性上的飢

渴。當人們在人生面相不滿足的時候，他體內的靈魂會開始尋求圓滿生命的一切，如果當這些面相沒有被滿足的時候，就會造成性靈上的飢渴，這種飢渴的感覺會不斷地轉化成為現實，然後身體就會接受到這樣的指令，以為身體需要食物來填滿生命的空虛，所以就會讓自己吃進更多的東西。

在靈魂當中另一種最重要的飢渴形式，就是缺乏愛！這邊所談到的愛，不只是愛情，還包括友情、親情，最重要的就是愛自己。

很多人為了別人努力、為了別人付出，但是從來沒有想到好好地疼愛自己，因為自己缺乏愛，所以就會向外尋求愛，進而形成了另一種飢渴，所以我們把食物轉化成為愛，不斷地吞到肚子裡面，然後我們告訴自己我們已經吃下很多愛了，但其實什麼都沒有！透過不斷地惡性循環，體重自然就會上升。

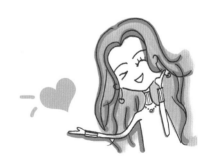

你怎麼想不重要，
身體才是老大！

　　承認身體才是體重的老大，順著身體所需要的方式走，你才有辦法讓自己瘦下來。

　　關於減重這件事情，我希望你記住一個很重要的一句話：「你怎麼想不重要，身體才是老大！」所以如果你想要減重成功，怎麼跟身體合作是非常重要的事情！

　　如果你不懂得跟身體合作，認為自己可以靠「意志力節食」、「不吃某種食物」或是「嚴格控制卡路里」減肥。

　　或許剛開始你會得到你想要的理想體重，但當你的意志力薄弱的時候，耳邊就會有小惡魔跑出來對你說：「吃吧！沒關係，就一塊而已！」、「我真的好想吃那塊蛋糕喔！」、「我快要受不了這些無聊的代餐了！」、「我想要好好吃一頓！」。

到了這時候會發生什麼事？你會渴望吃下你在節食被禁口的食物，巧克力、蛋糕、餅乾、糖果、炸雞排、鹹酥雞等，這些誘惑會不斷出現在你的腦海當中，然後你就會開始突破自己的禁忌，開始瘋狂地大吃大喝，不久後你的體重一天比一天重，而且體型也會比之前更肥胖！

承認身體才是體重的老大，順著身體所需要的方式走，你才有辦法讓自己瘦下來，否則你就會陷入「溜溜球效應」的迴圈當中。

不斷地減肥、胖回來、減肥、胖回來，體重卻不斷上升，體態越來越臃腫！所以，跟身體和好吧！去傾聽身體所需要的營養，這樣你可以吃喜歡吃的東西，還能慢慢地瘦下來，讓自己養成「易受體質」，讓減肥一勞永逸！

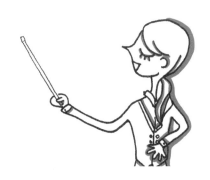

身體需要哪些營養素？

　　長期缺乏某些營養素，所以很容易導致身體機能下降，是非常不健康的瘦身方法！

　　在很多的瘦身法當中，很多都是鼓吹單一食物的減重法，也就是只吃一種或是某一類的食物，像是低碳水化合物瘦身法、吃肉瘦身法、蘋果瘦身法等，這些瘦身法看似非常有效，可以在短時間內讓人體重下降，但是接踵而來的傷害，才是巨大又恐怖！

　　為什麼？你會發現這些瘦身法的共同特點就是「低脂肪、低碳水化合物」，因為脂肪跟碳水化合物都是身體提供熱量所需的物質，所以短期不吃這些食物的話，的確可以幫助身體減少熱量的攝取，進而達到減輕體重的目的。

　　但是，這樣的方法其實就跟節食的意思一樣，很快地就會胖回來，比節食更糟糕的是，因為長期缺乏某些營養素，所以很容易導致身體機能下降，是非常不健康的瘦身方法！

所以多數的科學家、營養學家都強調，想要瘦身不可以偏重某種食物，而是要懂得均衡自己的飲食，才能夠同時減肥又賺到健康。

　　以下是國民健康局呼籲民眾要注意的減重法：國民健康局也不斷呼籲民眾，千萬不要相信宣稱有『快速減肥』效果的藥品、食品及減肥方法。不當的減肥可能造成身體危害或風險。

　　不當的飲食療法：長期節食或不當的飲食會使身體缺乏足夠的營養素，基礎代謝率降低，減重效果無法持久，且容易造成免疫力下降及身體的損傷。

　　1.禁食法：可能造成各種重要營養素缺乏，除造成體重掉落太快，肌肉流失，也可能造成腎臟及腦部的損傷。

　　2.吃肉減肥法：即高蛋白低熱量法，會造成營養素不均衡，可能導致酮酸中毒、容易造成腎臟及腦部的損傷，嚴重也可能因電解質不平衡引起死亡。

　　3.極低脂肪、極低熱量飲食減肥法：例如只吃川燙蔬菜及水果，會缺乏必需脂肪酸，造成脂溶性維生素利用率降低、肌肉流失……等傷害。

4.減肥餐包：價格昂貴、缺乏正常飲食、單調，膳食纖維不足。」

透過這篇文章我們可以知道，連國民健康局都反對這種單一瘦身方法，你還要輕易去嘗試嗎？千萬不要！

雖然我們常會說，身體需要均衡營養素，但是我們知道要「均衡」哪些營養素嗎？很多人可能會說六大營養素，碳水化合物、脂肪、蛋白質、維生素、礦物質、水等。

沒錯！這個觀念是正確的，但是如果只停留在這樣的觀念上，想要瘦下來很困難！因為，更重要的是我們要知道，哪些食物擁有優質的六大類營養素，這些我們會在第三章裡頭提到。

瘦身時盡量不選擇吃到飽的餐廳。

吃有生命力的食物

多吃一點對抗自由基的抗氧化物，就可以對抗日益旺盛的食慾，並且可以增加身體的活動力。

很多人都知道選擇食物的標準，是根據食物中的營養來決定，但其實更重要的是：你吃下去的食物有沒有生命力。

現在有些人開始會注意，食品當中含有哪些營養素，像是碳水化合物有多少、脂肪有多少、反式脂肪有多少、維生素有多少，以及卡路里等等，但卻很少注意到：食物成分！如果你現在走進便利商店，你會看到琳瑯滿目的食物，你隨便拿起一種食物，仔細去看看上面寫的食物成分，跟你想的一樣嗎？鹿角菜膠、結蘭膠、海藻抽出物等，你認識多少？

如果你走到泡麵區，你可以看到成分欄上寫著豬肉抽出精粉、調味劑，你知道什麼是「豬肉抽出精粉」嗎？那是一種模擬豬肉口感做成的化學調味品。如果你到果汁區，你會看到的是：濃縮還原葡萄汁、濃縮還原柳橙汁，你有想過什

麼是「濃縮還原果汁」嗎？水果被製作成濃縮果汁的時候，那些高溫殺菌和冷凍處理都會讓維生素 C 和植物類的抗氧化劑流失。

　　我想要問的是：這些成分你到底懂多少？你知道有多少是新鮮的食物做成的嗎？非常少，目前市面上多數的商品都是摻入很多食品添加物，製作成你每天進到嘴裡的食物。

　　你可能會想：「那我不去超商買東西，我去一般小吃店總可以吧！」但是在多數的小吃店當中，為了增加食物的風味，會加入味素、雞粉等添加物。為了增加牛肉的柔嫩度，會加入木瓜粉，木瓜粉這個名詞聽起來很健康吧！但是長期觸碰木瓜粉的人，手上的皮膚會慢慢潰爛，所以多數處理木瓜粉的人一定要帶手套！而你每天都把這些東西吃下肚！

　　你可能會問說：「這是合法的添加物嗎？」是的，這些都是合法的食品添加物，但是我要告訴你的是，就算這些成分是合法的化學添加物，但是我們都不能夠完全確定這對你的身體沒有影響。舉例來說，最有名的代糖「阿斯巴甜」，在許多的爭議當中被美國FDA核准通過，但是通過以來一直有很多人反對，也有許多人認為「阿斯巴甜」是有問題的，會造成人體不同症狀，但是目前阿斯巴甜仍然被廣泛地使用在各種食品當中。

除了人工添加物之外，還有少吃再加工品。什麼是再加工品？就是天然的食物經過人為的處理過後的精緻食品，譬如說：蛋糕、麵包、糕餅等，這些精緻食品為了讓人可以保存，所以會添加一定的防腐劑，而且通常含有高油脂、高鹽份、高糖分，這都是為了要讓食物擁有好口感！站在商業的立場，這是他們獲取利益的方法，但是對你而言，卻是發胖最好的食物。

那我們要選擇什麼樣的食物呢？我認為在這個社會當中，你要不吃到人工添加物是不可能的，我們能做的是：盡可能少吃人工添加物或是再加工品。

然後你要多吃能夠排掉這些毒素的食物，最常見的就是蔬菜跟水果！目前有越來越多的研究發現，蔬菜水果中富含抗氧化物，可以幫助身體抵抗自由基的攻擊。

什麼是自由基？自由基是身體在氧化過程當中所衍生出來的產物，而這些自由基會對食慾產生影響。

根據波士頓大學醫學博士約翰肯尼的研究報告指出，肥胖者體內破壞細胞的自由基會比一般人還要多，耶魯大學醫學系的腦神經研究小組則發現，大腦食慾控制中樞所使用能量來源就是脂肪，在使用脂肪的過程，自由基扮演很重要的

角色，所以該小組認為，自由基對於控制食慾很有大的影響，所以如果減少自由基，就可以降低食慾。多吃一點對抗自由基的抗氧化物，就可以對抗日益旺盛的食慾，並且可以增加身體的活動力。

什麼是抗氧化物呢？抗氧化物就是可以中和自由基的營養素，最常聽見的就是維生素 C、E，還有 β 胡蘿蔔素、花青素等，如果常常吃這些抗氧化物，就可以逐漸控制食慾。

至於哪些食物含有這些抗氧化物呢？像是堅果類食物、水果、蔬菜等，都含有豐富的抗氧化物，所以只要均衡地攝取蔬菜水果，就可以有助於降低食慾；如此一來，身體會自然而然減少對食物的需求，這樣才能真正地讓自己成功瘦身並得到健康。

身體會自然瘦

身體其實是一個很優秀的機器,你給他什麼,他就給你什麼!

其實,身體可以自然維持一定的體重,身體只需要一點點的食物就可以滿足,但是重點是你給他什麼食物?我會開玩笑地說,身體其實是一個很優秀的機器,你給他什麼,他就給你什麼!你給他會胖的食物,他就給你肥胖的身體!你給他會瘦的食物,他就給你苗條的身材。

如果你願意給自己跟身體一段時間,讓身體開始接觸真正的食物,讓身體的細胞開始接受養分的滋潤,那麼你會發現,你的身體會慢慢地開始變成「易瘦體質」。

你會開始喜歡上真正的食物,同時還可以享受你過去所認為的「美食」,這些都可能會發生,重點是你願意給身體一個機會嗎?

第二章

關於減重，
你想對了嗎？

如果你讓減肥成為一種壓力，那麼你就會越減越肥，即便瘦下來了，也沒有辦法真正得到快樂。

根據國民健康局的調查，在台灣約有38%以上的人口屬於肥胖；就全世界來說，數億人口有肥胖問題，當你看到這個數據的時候，會想到什麼？

　　商機！沒錯，因為減肥市場商機太大，所以很多企業、個人都投入這塊市場！也是因為太多人爭相進入這個市場，所以形成很多有趣的理論、假說，但也形成很多錯誤的迷思！

　　也就是因為這些錯誤的減重法、錯誤的迷思，讓很多人在減重的過程當中失去健康、失去信心，所以我現在要破除一些目前流行在減重行業當中的迷思，我希望你用健康、快樂的心情來瘦身！

　　如果你讓減肥成為一種壓力，那麼你就會越減越肥，即便你瘦下來了，你也沒有辦法真正得到快樂。現在，讓我們先打破許多減重的迷思吧！

節食，讓你更胖

透過節食瘦身的人，如果開始正常進食的時候，非常容易吃進過量的食物。

一般人想到瘦身，很自然地就會想到少吃、多運動，基本上這是一個正確的想法。可是很多人卻常常把「少吃」跟「節食」給劃上等號，但這是錯誤的觀念！

少吃是讓身體攝取足夠的營養素，腦袋自然會減少食慾產生，你會自然而然地減少吃。

也就是說，少吃是指身體自然減少食物的攝取量，節食則是指你用意識的方法強迫自己少吃一點！雖然看起來好像都是減少食物的攝取，但是這兩個概念在後續維持體重的威力是不一樣的。

因為節食可以讓人快速地瘦下來，所以許多減肥的人都選擇節食當作瘦身的不二法門。但是研究發現，節食瘦身法

的確可以很快速地讓人體重減輕，但是身體將會付出很大的代價，甚至容易產生「溜溜球效應」，很快地瘦下來，很快地胖回來，體重可能比之前還要重。

澳洲墨爾本大學（University of Melbourne）的約瑟夫（Joseph Proietto）教授發現，透過節食的確可以快速瘦身，但是卻會讓人快速胖回來，產生溜溜球效應（yoyoing effect），甚至會讓人對食物更加渴望。

約瑟夫研究團隊招募了50位肥胖的男女，並且使用極端的節食減肥法（一天只吃500到550大卡）來強力瘦身，結果這些受試者在短時間內平均瘦下約15公斤。

在瘦下來的一年之內，約瑟夫的研究團隊不斷輔導他們，要他們堅持健康的飲食習慣，但是50位受試者還是胖了約5.5公斤，而且表示比瘦身前更飢餓、更想要吃東西。經過抽血檢驗發現，這些人身體內刺激飢餓的飢餓素（ghrelin），竟然比之前還要增加20％；抑制食慾的激素多肽YY（peptide YY）卻是出奇地低；而抑制飢餓、提高代謝率的瘦體素（leptin）也比正常值來得低。

約瑟夫認為，這個實驗說明人體有一套面對飢餓的機制，一旦面臨飢餓，就會啟動儲存脂肪的計畫。人類長久以

來的演化結果，對於失去體重有強烈的危機感，但對於體重增加卻沒有任何警示機制。

如果短時間內瘦下10％的體重，身體會認為這是一個緊急的狀況而啟動肥胖計畫，這時候身體代謝率會下降，對於食物的渴望則會增加。如果這時候突然恢復正常飲食，身體不會馬上恢復成正常的代謝率，並將過量的熱量儲存成脂肪。

2010年時，哥倫比亞大學醫學中心（Columbia University Medical Centre）專門研究減肥瘦身的麥克（Michael Rosenbaum）教授跟神經學的喬伊（Joy Hirsch）教授研究發現，使用節食瘦身法的人看到食物時，腦內獎勵區域的神經活動非常旺盛，但是控制食慾區域的神經活動則是非常低落。

所以長期使用節食瘦身的人，對食物的抵抗力會容易越來越薄弱。美國肥胖論壇（National Obesity Forum）譚姆（Tam Fry）表示，透過種種研究發現，單靠節食減肥是不可能順利瘦下來，所以他希望不要有更多人再重蹈覆轍，用節食來減肥。

透過這些最新研究，可以知道在我們的大腦中有一種機

制，那就是如果強迫自己節食，那麼就會讓大腦認為食物是有限的，如此一來身體就會啟動肥胖計畫，想盡辦法儲存熱量與脂肪，並且想辦法節省新陳代謝的能量；當人體的新陳代謝下降以後，就容易造成皮膚失去光澤、內臟受損，進而造成荷爾蒙失調，這時候就需要就醫治療。

除此之外，節食法最大的問題在於，因為節食所啟動的肥胖計畫，會讓人體攝取脂肪的需求大增、食慾大增；也就是說，透過節食瘦身的人，如果開始正常進食的時候，非常容易吃進過量的食物，而且對於脂肪的需求會大增。

所以如果要瘦身的話，絕對不要選擇節食來瘦身。但是如果不節食的話，要怎樣才能夠少吃呢？其實這是有很多小秘訣，像是吃符合身體的食物，還有慢慢吃，都可以幫助身體吃的越來越少。

每餐盡量有足夠充分的蔬菜與水果，可以減低其他高熱量食物的攝取。

正常吃三餐不會胖？

想要瘦身的人，可以少量多餐，慢慢地增加運動量，才能更有效地減重。

　　胖的人都是因為吃太多餐才會變胖的嗎？不見得喔。根據美國最新的研究發現，超重的人不但沒有吃得比較多餐，反而更少。

　　賓州馬里伍德大學的（Marywood University）的巴赫曼（Jessica Bachman）教授表示，一般人都認為，體重過重的人通常都是放任自己，完全沒有節制地進食，但是這樣觀念並不完全正確，根據她的研究發現，這這樣的觀念並不全然是對的。

　　因為美國有60％的人有過胖的問題，所以美國國家衛生研究院委託巴赫曼教授進行相關的調查，她的研究團隊在一年內追蹤了250位體重超重的人，去觀察他們的飲食習慣，結果後來發現到他們所吃的餐數，比體重正常的人還要

來得少，但是體重卻依然不動如山；同時他們也觀察到，雖然這些胖子吃得餐數很少，但是他們吃得多，而且運動量明顯地不足。

巴赫曼教授表示，他並不清楚到底為什麼吃得餐數過少，卻反而更胖，但是她猜測這是因為這些瘦子會允許自己常常吃，反而不會擔心自己肚子餓，所以他們餓了就會吃，一次吃一點，飽了就停止，所以天吃進很多餐。

反觀胖子限制自己只吃三餐，結果一次就吃進過量的食物，導致食物在身上囤積。還有胖子因為不常運動，所以新陳代謝較差，所以吃進同樣的食物，被消耗的熱量就有差別，所以巴赫曼教授建議想要瘦身的人，可以少量多餐，慢慢地增加運動量，才能更有效地減重。

瘦身
小叮嚀

拒絕店家提供餐點免費加大服務，以免讓自己食量越來越大。

運動越久，效果越好？

如果長時間運動的話，很容易造成身體免疫機能下降，不但沒有好處，還會造成身體損傷。

　　剛剛我們有提到，「少吃」、「多運動」是瘦身最重要的兩個重要關鍵，所以很多人就會想說：「那我是不是要上健身房？」、「我一天運動個2小時好了！」

　　最誇張的是有人會依照「各式運動消耗熱量表」來運動。但是我要告訴你，這樣的方法是錯誤的，大錯特錯！

　　首先，我要告訴你的是：要運動！人活著就是要動。所以運動是生活中不可缺少的一部分，透過運動，我們可以增加肌肉、可以拉伸筋骨，增進心肺功能等。一個不運動的人，通常身體也不會好到哪去！

　　既然運動很好，那我們多花一點時間在運動也不錯，對吧？答案是「錯」！為什麼？因為你把重點看錯了！重點應

該是：該怎麼做運動？怎麼做？而不是增加運動時間！為什麼不要增加運動時間？因為如果長時間運動的話，肌肉的乳酸累積在身體當中，而且會產生自由基，破壞身體的其他細胞。研究發現，如果長時間運動的話，很容易造成身體免疫機能下降，不但沒有好處，還會造成身體損傷！

除了不要長時間運動之外，我還建議朋友不要進行劇烈運動。我們先來看看運動員的例子，有很多的運動員因為比賽的關係，需要進行長時間的運動，你可以發現到，退休後的運動員，在心臟、免疫上的問題，比一般人還要高！

為什麼？因為劇烈運動需要大量的血液循環，來供給養分到需要的部位，所以心跳速度就會加快，如果心臟速度太快，很容易消耗心臟的功能，嚴重一點還會損害心臟功能！

我記得我曾經看過很多的新聞，都是一些人在打籃球、長跑、爬山當中突然間發生心肌梗塞而辭世，所以我很不建議劇烈的運動。

卡路里迷思

卡路里是一種熱量的單位，是用來衡量物質當中有多少熱量。

談到卡路里，我們要先清楚什麼是卡路里。卡路里是一種熱量的單位，是用來衡量物質當中有多少熱量，而營養學上常用的則是大卡，一大卡代表有1千卡路里。

食物中的卡路里含量指的是該物質所有的熱量，如果一顆蘋果的卡路里有60大卡，表示我們測定蘋果中可以轉換為熱量的部份只有60大卡。提到卡路里，就不能不提到基礎代謝率，因為這是最常被拿出來談的部份。

所以我們需要稍微了解一下，所謂的基礎代謝率是指，一個人在沒有任何活動（包括食物的消化，所以測定基礎代謝率前要禁食2小時）的情況下，人體維持生命所需的最低熱量，通常用卡路里來表示。

這些熱量主要用於維持身體的呼吸、心跳、血液循環、解毒、氧氣運送、腺體分泌、排泄、維持體溫、肌肉運動所需的熱量。

一般來說，基礎代謝率跟體重和年齡有關，體重越重的人基礎代謝率也較高，體重越輕的人基礎代謝率較低；年紀大的基礎代謝率低，年紀輕的基礎代謝率高。

此外，肌肉較多的人，基礎代謝率也較高。透過以上的說明我們可以知道，為什麼年紀越大通常越不容易瘦下來？

因為基礎代謝率不斷在下降，而體重越重的人在瘦身初期，能夠消耗的熱量較多，瘦得也比較快，我們也可以知道，如果想提高基礎代謝率，就需要增加身體的肌肉比例！

如何知道自己的基礎代謝率呢？可以上網去找計算公式，或是用大略估計來計算，平均來說，一般來說，男性的基礎代謝率約為1500大卡，女生則大約為1200大卡。

也就是說，如果一個成年男性都沒有任何活動的情況下，身體自然就會消耗掉1500大卡，約佔身體消耗熱量的60%～70%，也就是說正常男性一天消耗大約2400大卡的熱量，正常女性一天消耗大約2000大卡的熱量。

當我們有了這些基礎知識之後，我要開始破解你的卡路里迷思了！

首先，我們知道一顆蘋果是60大卡，表示這顆蘋果能夠轉換的熱量是60大卡，但是我想問的是：這60大卡會「完完全全」被吸收到身體當中嗎？當然不會！

我常常舉一個例子，一頭100公斤重的豬進到香腸工廠，會變成100公斤重的香腸嗎？當然不會，因為在製造的過程當中，一定會有很多的耗損！到最後可能只剩下70公斤的香腸。同樣地，一顆60大卡的蘋果進到身體當中，也不會提供60大卡的熱量給身體！因為我們腸道當中有許多的細菌，這些細菌也需要攝取熱量來維持生存。

在加上每個人腸道的吸收率不一樣，不是所有的食物進來都會100％吸收。所以你今天吃了60顆蘋果，當然也不會有3600大卡的熱量進到身體當中。

所以我認為現在計算卡路里的方法都錯了！假設今天有一個成年男性要減重，他的基礎代謝率是1500大卡，一天消耗的熱量是2400大卡，這時候他依照現行計算卡路里的方式，每天攝取1300大卡熱量的食物，這樣他總共可以省下1100大卡。

根據7700大卡等於1公斤的公式，我們可以計算出來只要7天，這位男性可以以每7天瘦1公斤，一個月可以減下4公斤。就數學理論上來說，這是對的，但是身體不是用數學理論可以算出來的。

　　因為這1300大卡的食物，絕對不會變成1300大卡的熱量進入身體，我們就打個七折好了，可能實際進到身體中的熱量只有910大卡，如果這種情形只有一、兩天，身體還不會有任何異狀；如果是長時間採用這種方式瘦身，身體會警覺到熱量攝取變少，開始會採取保命機制。

　　身體會採取什麼樣的保命機制呢？
　　我們先想像一個場景，如果原本你的薪水是5萬元，後來被減薪到3萬元的時候，你會怎麼辦？

　　正常的想法一定是開源節流，想辦法去外面找兼差；要不然就是想辦法開始節省開支，原本一餐吃100元的牛肉麵，就改吃60元的便當，原本買200元的沐浴乳，就換成一塊20元的肥皂。同樣地，身體也會這樣想！原本需要2400大卡突然剩下910大卡，身體的機制就會要你去吃東西。

　　如果你靠著意志力不去吃東西，或是因為厭食症而無法吃東西，那麼身體就會開始節省能源，這時候身體會開始減

少不必要的熱量開支，讓腸胃蠕動變慢、減少皮膚營養，然後減少內臟的活動量、甚至影響到賀爾蒙的分泌、肌肉分解，甚至營養沒辦法供給到腦部，讓腦部受到損傷。

所以，我是非常反對用這種計算卡路里方式減肥！那我們要用什麼方式來減肥呢？

加拿大拉瓦爾大學（Université Laval）的莫瑞斯（Maurice Doyon）教授發現，法國人吃東西的時候並沒有考慮熱量多寡，而美國人則是詳細閱讀熱量標籤，瞭解食物當中的脂肪有多少。

但弔詭的是法國人肥胖率只有12％，但是美國人則是高達36％以上。這代表擁有多少營養和熱量的知識，並沒有辦法解決肥胖的問題；研究團隊認為，透過均衡飲食、慢食，遠比計算卡路里還重要。

莫瑞斯教授的研究團隊設計了一份關於熱量與營養測驗，邀請超過300位的法國人、加拿大人與美國人接受測試。測驗結果顯示，43％法國人不知道測驗中問題的答案，13％加拿大人不知道，而美國人只有4％不清楚。至於答題的正確率，以美國人最高，其次是加拿大人，最後才是法國人。

但奇怪的是美國人肥胖比例最高，其次是加拿大人，最後才是法國人。針對這個奇怪的現象，莫瑞斯教授認為，法國人在飲食方面強調均衡、慢食，所以肥胖率反而最低。

　　透過這個測驗結果證明，就是瞭解越多的營養知識、精密計算卡路里，無助於維持苗條身材；但若懂得學習法國人的飲食習慣，把重點放在如何均衡飲食、慢食、運動等方式，就能夠持續保有苗條身材。

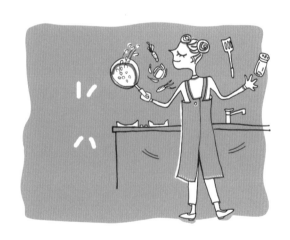

碳水化合物跟零食是違禁品？！

在人體的新陳代謝當中，碳水化合物是主要提供熱量的來源。

很多的人在減肥的時候，非常忌諱吃碳水化合物的食物，因為他們認為，碳水化合物是熱量的來源，所以只要少吃碳水化合物，就可以讓自己變瘦。

基本上就熱量的觀點來說是沒有錯，但是事實上卻不是這樣。根據研究發現，碳水化合物不但是熱量的來源，也可以幫助身體代謝脂肪，甚至還會影響大腦的作用。如果要能夠瘦得健康，就不能忽略碳水化合物的攝取。

在人體的新陳代謝當中，碳水化合物是主要提供熱量的來源，除此之外，醣類還有很多你想不到的功能，只要碳水化合物足夠，可以避免身體消耗蛋白質；碳水化合物中的葡萄糖是腦部唯一的能量來源，如果缺乏的話，會導致腦部卻乏養分而影響到中樞神經系統，包括腦袋、眼睛和神經系統

都會出問題；適當的碳水化合物還可以維持正常的脂肪代謝，所以如果不吃碳水化合物的話，身體的脂肪無法順利代謝，容易造成脂肪的酸中毒。

同時根據科學實驗發現，大腦當中有一種稱為「血清素」的化學物質，它可以降低人體的食慾，也就是說它像是一個食慾開關，如果血清素升高，人體的食慾就會下降。

除此之外，血清素還可以提升人們的情緒，讓人們的心情處在愉快的狀態。但是要形成這種血清素，就需要一種稱為「色胺酸」的氨基酸，但是偏偏這種色胺酸要進入腦中，就必須要跟其他氨基酸一起競爭，就像是百貨公司週年慶的時候，人群爭先恐後進入的情況一樣，所以實際上大腦能夠合成的血清素並不多。

那麼要怎樣才能讓色胺酸可以大量進入腦中，形成控制食慾的血清素呢？

這時候就需要碳水化合物的幫忙了。研究發現到碳水化合物可以幫助色胺酸快速進入大腦，就像是百貨公司的店長幫你開了一條貴賓通道一樣，讓色胺酸可以用最快的速度進入大腦，因此適當攝取碳水化合物對於想要瘦身的人士有必要的。

　　但是為什麼零食可以幫忙瘦身呢？首先要先澄清，這裡所說的零食並不是炸洋芋片，而是對身體有幫助的五穀雜糧食品，或是一些小甜品。

　　這些食品可以在每餐中間，當作是補充熱量以及抑制食慾的工具，如此一來，不但可以少量多餐，減少熱量的過度攝取，還可以幫助大腦攝取色胺酸，形成血清素，讓身體的食慾下降，還可以讓自己更快樂，這樣的瘦身方法才能持久有效。

瘦身
小叮嚀

多選用高纖維食物，促進腸道健康。

脂肪，不要靠近我

哪些是身體需要的脂肪呢？其實身體需要的是
omega-3、omega-6等不飽和脂肪酸。

　　減肥當中最惡名昭彰的就是脂肪，但是我要告訴你的
是：人有好人壞人，脂肪也有好脂肪、壞脂肪！而且脂肪是
人體必須的營養素。脂肪除了提供熱量之外，在人體的細胞
當中，有許多的構造需要使用脂肪，才能讓細胞完整地生
長，並且維持完整的功能，所以絕對不要把所有的脂肪都拒
絕在飲食之外。

　　哪些是身體需要的脂肪呢？其實身體需要的是
omega-3、omega-6等不飽和脂肪酸，像是魚油當中的
DHA、EPA等，就是屬於這類的脂肪酸。這些脂肪酸對於
大腦、眼睛等神經系統具有修補與保護的作用。

　　除此之外，還有一種很多人知道的「卵磷脂」，事實上
卵磷脂是建構身體細胞最重要的元素，如果身體缺少卵磷脂

的話，就沒有辦法建構身體的細胞，所以身體一定要適度攝取卵磷脂。

那哪些是不好的脂肪呢？原則上對身體較沒有幫助的脂肪是豬油等飽和脂肪酸，因為這些脂肪酸容易在身上造成心血管阻塞，所以不建議直接食用。

但我要提醒的是：如果你需要油炸物品的時候，選擇這些飽和脂肪酸會比不飽和脂肪酸來得好！因為這些飽和脂肪酸可以耐高溫而不會變質，所以相較於不飽和脂肪酸來說，經過高溫之後會產生變質而釋出有毒物質來說，是較好的選擇！當然，如果能不吃油炸的食物是最好的。

最後我要告訴你的是：千萬不要用沙拉油來煮飯！為什麼？因為沙拉油本身是製造用來調配「沙拉」的，所以沙拉油根本沒有辦法耐得住高溫，如果長期食用沙拉油料理的食物，也很容易造成動脈血管阻塞，引起許多毛病。

我常常跟很多媽媽說，少用沙拉油來油炸，盡量選擇可以耐高溫的油品。如果要選擇涼伴的，最好可以選擇低溫榨取的油品，因為低溫榨取的油品才能保持油脂當中最好的部份，也能對身體最好。

堅果是肥胖之源？

曾有研究指出，堅果類食物的熱量比一般油脂少10％～14％，而且遇到熱的時候不容易變成反式脂肪。

除了市面上的油品之外，其實還有一個很棒的脂肪來源，就是堅果類的食物。

所謂「堅果類」，是指富含油脂的種子類食物，像是花生、夏威夷豆、芝麻、核桃、腰果、松子、瓜子、杏仁、開心果等食物，過去認為這類食物含油量高，很容易導致肥胖，所以不建議經常食用；但是目前有隨著越來越多的研究發現，堅果類食物當中的油脂非常好，可以當成優質的油脂來源。

此外，堅果類食物當中含有豐富的蛋白質、維生素、礦物質等，是非常好的一種食品，國民健康局已經建議想要瘦身的人，應該每日都能適量攝取堅果類的食物。曾有研究指出，堅果類食物的熱量比一般油脂少10％～14％，而且遇到

熱的時候不容易變成反式脂肪，所以我會建議用堅果類的食物「取代」一般油脂。

聽好，是「取代」，不是叫你吃完油脂類食物之後繼續吃堅果！如果可以做到用堅果取代正常油脂攝取，或是每周吃兩次堅果類食物，可以有助於降低肥胖風險。此外，堅果類的食物當中含有許多纖維質，不容易被人體吸收，所以可以幫助身體進行排便。

所以不要再聞「堅果」色變了！事實上堅果類食物對身體非常有幫助。過年的時候，家裡買了很多堅果類的食物，那時候我常會吃一些堅果類的食物，結果過年的時候我的體重不但沒有變重，還減輕了一公斤。所以，讓自己養成適度攝取堅果的習慣吧！

瘦身小叮嚀

全穀類食材裡面含有豐富的維生素、礦物質、膳食纖維及植化素，對人體健康具有良好效益。

體重是關鍵？

體脂肪比例決定你的身材。

進行瘦身的時候，很多人會把體重當成最重要的指標，因為這是最容易取得的指標。

所以減肥的人常常會「斤斤計較」，只要今天增加0.5公斤，就會開始驚慌失措：「怎麼辦！怎麼辦！我胖了！我明明就吃那麼少。」

然後就會開始想：「我今天還是不要吃好了！」、「我應該多運動一點」這時候你開始會動搖你的信心，通常這時候就有很多人決定採行「節食」策略，希望明天站上磅秤的時候，能夠少個0.5公斤！

但是，我非常不推薦這樣的行為！因為體重真的不是關鍵。我們要知道，影響體重的關鍵有很多，包括身體的水

份、排便、前一晚吃的東西等，都會影響到體重的測量，所以如果你會得失心很重的話，那麼就會影響到你對於瘦身的信心，所以我會建議，如果容易得失心很重的話，最好不要天天量體重。

而且我們不應該只有關注在體重上面，事實上我們更應該關注在體態上、生理機能上，譬如說你的三圍、體力、精神狀況、體脂肪比例等。

為什麼？因為瘦身的目的有兩個，一個是讓身體變健康，一個是讓身材變好看。如果你的精神體力變好、外貌看起來更年輕，當然代表身體變健康了！如果你的腰圍、臀圍變小了，代表身體的體脂肪也下降了！

為什麼體脂肪比例這麼重要？因為體脂肪比例決定你的身材！我有看過80公斤的人胖得跟豬一樣，也看過80公斤的人有健壯的身材。

越來越多的科學家都認為，應該用「減脂」來代替「減重」！所以如果沒有辦法確定知道體脂肪比例的話，最簡單的方法就是量腰圍！透過量腰圍，你就可以知道是不是減到體脂肪量。如果你有去醫院檢測的話，就可以更清楚體脂肪的狀態！

禁食絕對不好？！

定期禁食可以保護身體、瘦身並預防大腦退化。

　　美國國家老化研究中心（National Instituteon Ageing）研究發現，定期禁食可以保護身體、瘦身並預防大腦退化。神經學專家麥特森（Mark Mattson）教授表示，研究發現定期禁食可以延長壽命、保護大腦以及心血管的健康。

　　研究人員將老鼠分成兩組，一組老鼠隔日禁食，一組老鼠則是無限制地吃。結果發現到隔日禁食的老鼠，不但對於胰島素更加敏感，減少胰島素的分泌，減少第二型糖尿病發生的機會。

　　除了胰島素分泌量下降外，麥特森教授也發現到，禁食的老鼠可以改善神經細胞中突觸的功能，讓神經細胞可以承受更大的壓力，可能會預防阿茲海默症（Alzheimer's

Disease）及帕金森氏症（Parkinson's Disease）等腦部疾病。最後麥特森教授發現到，禁食的老鼠壽命也比較長。

　　這裡所指禁食是指一週1~2天不吃五穀類、肉類食物，並且用蔬果代替，或是採取每天減少攝取500卡路里的熱量，都可以看出禁食的效果。

　　麥特森教授指出，過去的研究已經發現到，適度的禁食可以幫助對抗癌症，還可以幫助化療發揮更好的效果。所以他認為如果，人類應該也可以透過類似的禁食模式，幫助自己更健康。

　　糖有相當高的熱量，也是造成肥胖的元兇之一，在零食或飲料選擇上要多加注意。

瘦身小記錄

	MON	TUE	WED	THU	FRI	SAT	SUN
早餐 攝取食物							
午餐 攝取食物							
晚餐 攝取食物							
吃了 幾份蔬果							
是否有喝 2000C.C 水							
運動 時間							
幾點 就寢							

第三章

聽聽身體
需要的營養素吧！

想要瘦身的人，一定要喝水！水是身體當中最佳的溶劑，可以幫助身體帶走許多廢物。

在這個章節當中，我們先討論怎樣從身體來關掉肥胖開關。在這個章節當中，我會告訴你應該吃哪些食物、攝取哪些營養素、如何安排吃東西的順序，讓你的身體能夠自然而然地瘦下來！

我還要再次強調，我要你瘦得健康、快樂！千萬不要想著「我要多快瘦下來！」請把焦點放在「我可以瘦得年輕、健康又快樂！」

碳水化合物（醣類）

如果要吃碳水化合物的話，最好可以集中在白天，超過晚上7點之後最好就不要攝取碳水化合物的食物。

碳水化合物又稱為醣類，是身體上供給熱量的主要來源，是身體必要的營養素。雖然很多人想要減肥的人對於碳水化合物非常恐懼，但是事實上只要選對好的碳水化合物，不但可以讓身體更苗條，還可以擁有飽足感。

哪些是優質的碳水化合物呢？這時候一定要記住一個原則：越自然越好。為什麼？因為自然的碳水化合物，它沒有辦法一下就分解成為葡萄糖，不會快速影響血糖的高低，就不會造成胰島素的錯亂。

透過這個原則我們可以知道：糙米飯比白飯好、白飯比麵包好，也比麵條好、麵包則比蛋糕好。因為糙米飯是最自然的穀類，它裡面含有米飯的晶華，可以提供的營養不只有碳水化合物還包括很多蛋白質、維生素等，是非常優質的碳

水化合物來源。如果沒辦法吃到糙米飯，或是不喜歡吃糙米飯，那麼請一定要吃白飯。

雖然白米飯沒有像糙米飯這麼多營養成分，但是當中還是含有部分營養素，而且它所提供的澱粉可以轉化成為葡萄糖，是人體最能夠利用的糖分！除了米飯之外，有許多水果類的食物當中含有果糖、葡萄糖等，也是醣類的良好來源。

另外一種很重要的碳水化合物就是纖維質，纖維質是屬於不可分解的醣類，因為纖維質沒有辦法被身體分解，但是卻很容易產生飽足感，所以瘦身的時候吃富含纖維質的食物，可以讓身體產生飽足的感覺，自然就不容易產生飢餓的感覺。除此之外，因為纖維質不容易被身體分解的特性，所以可以刺激身體的腸胃蠕動，加速腸胃道的新陳代謝。

碳水化合物的飲食建議：我會建議想要瘦身的人，可以多吃糙米飯、十穀飯、白飯等，但是每次不要超過一碗。如果要吃碳水化合物的話，最好可以集中在白天，超過晚上7點之後最好就不要攝取碳水化合物的食物。

脂肪

只要選對脂肪，反而可以幫你瘦喔。

　　脂肪在一般人的眼中，可以說是惡魔！因為一公克的脂肪可以儲存9大卡的熱量，是儲存能量最有效率的營養素。但脂肪也不是這麼萬惡不赦，因為有些脂肪對身體也非常地好！像是DHA、EPA、卵磷脂等營養素，其實都是脂肪類，所以不要怕脂肪，只要選對脂肪，反而可以幫你瘦。

　　不建議食用的脂肪：豬油、沙拉油、調和油、棕櫚油等
　　優質的脂肪來源：魚油、亞麻籽油、橄欖油、麻油、雞蛋、大豆、堅果類食品等。
　　脂肪的飲食建議：脂肪可以轉化成為熱量的效率最高，所以最好適度攝取，可以用堅果類食品替代其他脂肪使用，優質脂肪絕對不能經過高溫烹調，否則會變質。想瘦身的人絕對不可以錯過富含omega-3的魚油、亞麻籽油。不管是魚油或是亞麻籽油，最好可以空腹時候食用。

蛋白質

原則上，蛋白質無所不在，雖然目前主流的看法，仍然是以奶、蛋、魚、肉、豆是主要優質蛋白質的來源。但我認為優質的蛋白質來源是菇蕈類、豆類和雞蛋

　　蛋白質是由胺基酸所組成的營養素，是建構人體細胞的重要元素，而且胺基酸是組成神經細胞跟肌肉細胞的關鍵，所以想要增加肌肉來提高基礎代謝率的人，絕對要注意蛋白質的攝取。

　　原則上，蛋白質無所不在，但是目前主流的看法，仍然是以奶、蛋、魚、肉、豆是主要優質蛋白質的來源。

　　不過針對這個論點其實我有不同的看法，其實在很多蔬果類的食物、菇蕈類及堅果類食物當中，也有不錯的蛋白質存在。

　　我認為優質的蛋白質來源有海鮮魚類、豆類食品、雞蛋、菇蕈類及堅果類，我反而不是很建議喝牛奶、吃肉類

等，特別是肉類食物，因為這些肉類食物當中，其實都含有人體可以自行合成的胺基酸，反而海鮮魚類、豆類食品、雞蛋、菇蕈類及堅果類等，含有人體無法自行合成的胺基酸。

所以我會建議食用的比例，會以海鮮魚類、豆類食品、雞蛋、菇蕈類及堅果類為主，牛奶、肉類食物為輔。

蛋白質的飲食建議：蛋白質可以在全天的任何時間吃，但是最好的時間是在早上。蛋白質最好不要經過高溫過度烹調，因為高溫容易破壞蛋白質結構，被破壞的蛋白質就只能當做熱量來源，而沒辦法變成細胞素材。

**瘦身
小叮嚀**

　　健康飲食的基本原則，是高纖、低油、低糖、低鹽的飲食。

維生素及礦物質

最容易取得礦物質與維生素的來源，就是攝取多種蔬菜與水果。

維生素跟礦物質是屬於沒有辦法提供熱量的營養素，維生素分為水溶性跟脂溶性兩種，水溶性維生素有維生素B群跟維生素C，脂溶性維生素則有維生素A、維生素D、維生素E、維生素K。

這些維生素在身體中擔任很重要的機能，每個都有不同的作用，其中我稍微提一下維生素D，因為維生素D對於減肥的人來說很重要。

因為研究發現，鈣在減肥作用上，可以促進身體代謝，並且促進分解脂肪，而維生素D是調控鈣和磷的重要營養素，所以一定要多補充維生素D。

　　維生素及礦物質的飲食建議：維生素跟礦物質的來源有很多，種類也不一樣。但一般來說，最容易取得礦物質與維生素的來源，就是蔬菜與水果，所以多吃蔬果可以增加維生素與礦物質的攝取。

　　值得注意的是，維生素A、D、E、K是屬於脂溶性維生素，所以不太容易流失，攝取方面不需要過多。

　　此外，維生素A過量的話會造成毒性，影響身體的機能，所以不建議直接攝取維生素A，如果需要攝取維生素A，可以透過攝取它的前驅物胡蘿蔔素來補充維生素A，因為胡蘿蔔素不但可以調控維生素A的量，還可以抗氧化，比直接補充維生素A來的好。

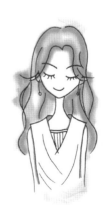

維生素功能表

維生素類別	功能	來源
維生素A	維生素A是一種脂溶性維生素，要跟某些礦物及脂肪混和在一起，才能被身體吸收。維生素A能改善眼睛視力，具保護黏膜與皮膚的功用，對毛髮、指甲、骨骼、牙齒等健康生長亦很有重要，缺乏維生素A可引起夜盲症。	維生素A存在肝臟、奶類食物、蛋、魚類、各種肉類、紅蘿蔔、南瓜、菠菜等食物中。
維生素B_1	水溶性維生素。維生素B_1可以幫助促進碳水化合物的新陳代謝作用，有助肌肉、心臟和神經系統正常的作用。缺乏維生素B_1可引至腳氣病。	維生素B_1存在穀類植物如麥麩、花生、麵粉、馬鈴薯、牛奶及肉類中。
維生素B_2	水溶性維生素，維生素B_2對小孩子成長很重要，能維護皮膚與黏膜，亦可使毛髮、皮膚、指甲健康，對我們的視力有益處，並能解除眼睛疲勞。有護舌及唇不生瘡等作用。	維生素B_2存在肉、蛋、牛奶、杏仁、芥菜等食物中。
維生素B_3	水溶性維生素，維生素B_3可保護黏膜、皮膚和消化道。缺乏維生素B3可造成糙皮病、精神系統及消化道等問題。	維生素B_3存在魚、麵粉、蔬菜、牛奶、其他穀類、花生、肝、吞拿魚、三文魚、啤酒酵母等食物中。
維生素B_5	水溶性維生素，維生素B_5有催化作用，讓很多營養素轉化為能量。	維生素B_5存在牛油果、腰果、玉米、蛋、蛋黃、龍蝦、大豆、向日葵籽、啤酒酵母等食物中。
維生素B_6	水溶性維生素，維生素B_6能在神經系統中，協助神經發揮傳導訊號，也能協助身體產生抗體。	維生素B_6存在米、啤酒酵母、香蕉、胡蘿蔔、魚等食物中。

維生素 B_{12}	水溶性維生素，維生素B_{12}具有新陳代謝的功能，不單可合成核酸，亦可制造紅血球。缺乏維生素B_{12}可引起記憶力衰退、思想遲鈍、情緒混亂、嚴重的患者可出現精神失常。	維生素B_{12}存在肉類、動物內臟、魚、牛奶、起士等食物中。
維生素 C	水溶性維生素，維生素C是製造細胞間的物質，是復元和成長所需，也是製造脂醇荷爾蒙的元素。缺乏維生素C會出現壞血病、流牙血、皮膚粗糙等症狀。	維生素C存在新鮮的水果和蔬菜中。
維生素 D	脂溶性維生素，維生素D有助鈣和磷的新陳代謝，對骨骼的形成和健康有莫大關係。缺乏維生素D可導致佝僂病。	維生素D存在魚、人造奶油、奶製品、菇和沙丁魚中找到，亦可在陽光中吸取，因為陽光中的紫外線與皮膚的脂質產生化學作用，製造維生素D。
維生素 E	油溶性維生素，維生素E能幫助粒腺體內的細胞呼吸，以及核酸的新陳代謝。	維生素E存在蔬菜、穀類、蛋、牛奶、魚及肉類中。
維生素 K	油性維生素，維生素K促進血液凝固，防止流血過多。	維生素K存在菠菜、綠菜蘿蔔葉及起士中。

礦物質功能表

礦物質	功能	食物來源
鈣	維持強健的骨骼和健康的牙齒、維持規律性心臟跳動、緩和失眠症、幫助體內鐵的代謝作用等。	牛奶和乳製品、大豆、沙丁魚、花生、鮭魚、胡桃、豆類、綠色蔬菜。
氯	幫助消化、維持血液酸鹼平衡、協助肝臟的機能，幫助掃除體內廢物、保持身體柔軟性。	食鹽、海帶等海藻類、橄欖。
鉻	鉻可和胰島素協力作用，進行糖的代謝作用，有預防糖尿病作用、幫助成長、防止高血壓，有降低血壓作用。	肉、甲殼素、雞肉、玉米油、蛤類、啤酒酵母。
鈷	紅血球細胞不可缺的物質、構成維他命B_{12}成份之一、防止貧血。	肉、腎臟、肝、牛乳、牡蠣、蛤類。
銅	幫助鐵的吸收，提高的能量。	豆類、未精緻小麥、乾李、肝臟、蝦、魚貝類。
氟	防止蛀牙、增強骨骼。	氟處理過的飲水、魚貝類、白明膠。
碘	促進適度的成長、燃燒多餘脂肪，幫助減輕體重、增加活力、促進毛髮、指甲、皮膚、牙齒健康。	魚貝類、海帶和及其他的海藻類、含有豐富碘質的土壤所生產的蔬菜、洋蔥。
鐵	幫助成長、增加對疾病的抵抗力、防止疲勞、可預防和治療，因缺鐵而引起的貧血。	豬肝、內臟、生蛤乾燥的桃子、瘦肉、卵黃、牡蠣、核果類、豆類、蘆筍、糖蜜、燕麥。
鎂	促進心臟、血管健康，預防心臟病發作、協助抵抗憂鬱症、緩和消化不良、防止鈣質沉澱在組織和血管壁中，防止腎結石、膽結石。	核果類、玉米、無花果、檸檬、葡萄柚、各種種子、深綠色蔬菜、蘋果。
錳	消除疲勞、協助肌肉反射作用、增進記憶力、緩和神經過敏以及煩躁不安。	核果類、綠色蔬菜、豌豆、甜菜、卵黃、未經過加工精緻穀類的加工品。

鋅	加速人體內部和外部傷口痊癒、除去指甲上的白色斑點、防止失去味覺、有助於生殖能力障礙治療、預防前列腺疾病、促進成長和精神的敏銳、減少膽固醇得蓄積。	牛、羊排、豬腰肉、小麥胚芽、啤酒酵母、南瓜種子、卵、脫脂奶粉芥末粉。
磷	促進成長幫助體內的修補、協助脂肪和澱粉的代謝作用，供給能量和活力、減少關節炎的痛苦。	魚、家禽類、牛肉、未精緻穀類、卵、核果類、各類種子
鉀	可輸送氧氣到腦部，來增進清晰的思考、幫助體內處理廢物、降低血壓、有助於過敏的治療。	柑橘類、綠色蔬菜、香蕉、馬鈴薯、水芹、薄荷葉、向日葵種子。
硒	幫助維持組織的柔軟性、有助於治療女性更年期的體熱感、及其更年期的煩惱、預防某種癌症。	小麥胚芽、小麥糠、鮪魚、洋蔥、蕃茄、綠色蔬菜。
鈉	防止因過熱而疲勞和中暑、協助神經和肌肉的正常機能。	鹽、甲殼類、胡蘿蔔、甜菜、乾燥牛肉、腦、燻鹹肉。
硫	使皮膚健康，毛髮光澤、幫助抵抗細菌感染。	瘦牛肉、豆類、魚卵、高麗菜。
鉬	防止貧血、促進人體的健康。	深綠色蔬菜、未精緻穀類、莢豆類。
釩	預防心臟病。	自然界。

水

水是身體當中最佳溶劑，能幫助身體帶走許多廢物。

　　想要瘦身的人，一定要喝水！水是身體當中最佳的溶劑，可以幫助身體帶走許多廢物，而且我們身體當中有70％以上的水份，大腦則高達80％以上，所以如果沒有供給水份的話，身體一定會開始發出訊號，通知你該喝水了。

　　但是有趣的是，在身體當中缺水的訊號跟飢餓的訊號非常類似，所以有時候你會認為自己肚子餓了，所以你開始去吃東西，但其實只是需要喝杯水而已。

　　我知道很多人喜歡喝飲料，但是我會建議如果你想要健康、苗條、年輕，最好不要喝市售飲料，特別是含糖飲料！

　　很多人都會認為目前市售飲料的果糖、白糖還好，但是已經有越來越多報導、研究發現：

　　第一、市售飲料當中的糖分太高，熱量比一碗飯還多。

　　第二、目前市售的飲料當中所含的糖分多是果糖，但別以為果糖會健康！事實上在水果中的果糖是對身體有益，但是市售果糖是經過加工精緻化，反而對身體沒有幫助。

　　第三、市售飲料當中含有相當多的化學原料！沒錯，你沒看錯！就是化學原料。你有喝過「芋頭」奶茶嗎？喝起來很棒吧！那是用香精調配的結果，這些非天然的東西到身體當中，要讓身體花更多時間解毒、代謝，早成身體的負擔，破壞身體的機能。

　　多喝水，不管怎樣都要多喝水！

　　但是如果真的沒辦法一直喝水的人，或是不喜歡喝水的人，我會建議可以自己製作一些天然的飲品，或是找一些替代方式；或許有人會說，那喝咖啡、喝茶呢？我其實不太建議這些飲品，因為這些飲品多數含有咖啡因，會促進身體利尿，反而會失去更多水份。

　　所以我會建議多喝一些非咖啡因的飲品，像是有機花草茶、水果茶、果汁（要有果肉）、牛蒡茶等。我自己在家裡隨時都有準備有機花草茶、牛蒡茶，盡可能減少對於不健康

飲料的攝取。牛蒡茶可以在市場上面購買，也可以自己在家裡做。以下提供作法是我從日本南雲吉則醫師的書上看到的，經過我實地操作之後改良而成。

😊 牛蒡茶的作法

一、將購買回來的牛蒡稍微洗淨之後「不要削皮」，然後用刨刀將牛蒡刨成一片片。

二、將刨完的牛蒡片拿到有陽光的地方曝曬。因為牛蒡本身是屬於根莖類食物，所以帶有很重的濕氣，透過陽光的曝曬可以去除牛蒡中的濕氣，並且提供陽光的能量。

三、大約曝曬4～6小時之後（視陽光強度而定，但是如果你是上班族，可以早上出門拿到陽台或頂樓曝曬，下班回家再收即可），將牛蒡放到鍋中乾炒，這時候一定要用小火乾煎，千萬不能用大火，否則牛蒡會燒焦！大約乾炒數分鐘至數十分鐘，牛蒡片會從原來米白色變成淡黃色，這時候就可以準備起鍋了。

四、這時候其實就可以泡牛蒡茶來喝了！但如果你要保存的話，只要將炒完的牛蒡片靜置一晚，把牛蒡稍微分裝一下，放到冷凍庫冰存，就可以增加存放時間，但是我還是建

議不要放太久，這樣營養素很容易流失。

關於水的飲食建議：多喝水，但不要一次喝太多！如果你是劇烈運動完，千萬不要喝太多，也不要喝冰水，這樣導致水中毒的機率會大增。

喝水的時候要慢慢喝，不要一次喝太多。早上起來可以喝一杯溫開水暖胃，可以幫助身體的腸胃道排泄。平均一天最好可以喝大約1500~2000C.C.的水量，最多不要超過4000C.C.，因為水喝太多容易造成腎臟的負擔。

因為口渴跟飢餓的訊號很相近，所以覺得飢餓的時候，先喝水。確定喝水之後還很餓，那表示你需要吃東西了！

喝好水！所謂的好水不是「純水」或「逆滲透水」，真正的好水是指水中含有礦物質。逆滲透水當中只有水的成份，所以並不是推薦的水！如果想要瘦身的人，可以喝一點鹼性水，像是水中加點檸檬，或是家裡有酸鹼淨水機的人，也可以選擇喝一點鹼性水。

植化素

植化素是非常好的抗氧化物，所以不管是用水果打成果汁或是直接食用，都需要短時間內吃完。

植化素全名是植物生化素，又有人稱植物色素，是近幾年最熱門的營養素，包括你最常聽到的胡蘿蔔素、花青素、茄紅素、多酚類等，都是屬於這類的營養素。植化素普遍存在蔬菜水果當中，植物的顏色多數都是由植化素所決定。

植化素對人體來說是非常重要一環，雖然過去並沒有把它列為必要營養素，但對人們來說，卻是非常重要的一塊，簡單來說，植化素主要有下列的功能：

1. 良好的抗氧化物：可以幫助身體抵抗過量的自由基，減緩身體老化速度。

2. 增強免疫系統：植化素刺激身體免疫細胞的功能，增加免疫系統機能。

　　3. 調節荷爾蒙：植化素可以供給不同身體器官養分，調節體內的內分泌系統，讓身體更健康。

　　植化素的飲食建議：最好可以吃天然的蔬果，因為天然的蔬果中含有多種植化素，身體可以充分利用吸收。我會建議在早上的時候，喝完溫開水之後喝一杯現打果汁，不僅可以增加飽足感，還可以幫助身體清理廢物。

　　植化素是非常好的抗氧化物，不管是用水果打成果汁或是直接食用，都需要短時間內吃完，千萬不要放太久，如果真的需要存放，就一定要放在密閉容器當中，避免氧化。

**瘦身
小叮嚀**

　　　　許多研究報告指出，蔬果攝取不足是罹患慢性疾病的重要原因。

營養補充品

記住一個觀念：過猶不及！任何飲食都是一樣。

　　營養補充品是目前現在人補充營養素的來源，甚至有些人還把營養補充品當成「主要」的營養素來源，可是我並不建議這麼做，我認為還是要把日常生活所吃的食物當成主要營養來源。

　　通常我們吃的營養補充品，都是人們從蔬果當中萃取出來的營養素，或是使用化學製造而成。透過萃取方法製造出來的營養素，通常會經過篩選，有些是我要的營養素、有些不是，所以會把其他物質給篩選掉，但說不定這些物質當中剛好有我們沒發現的成分，對身體卻非常地有幫助。但是透過攝取天然的蔬果的話，就可以避免這些的問題。

　　但是，如果真的沒有辦法吃到這麼多的蔬果時，我還是會建議用營養補充品來幫助攝取不足的營養素，但是一定要

先確定你是缺乏哪些營養素，而不是一味地亂吃，因為有些營養素過量也會對身體產生一定的危害。

如果不是很清楚的話，一定要去請教營養師，請他們幫你分析目前你飲食中需要額外補充哪些營養素，而不要人家說哪個營養素好，你就胡亂吃一通！

至於要如何挑選營養補充品？我認為這是一門非常大的學問，因為市場上的營養補充品這麼多，我們要怎樣知道哪些是好的？說真的，很難去挑選。因為你永遠都不知道裡面內容物是怎麼製造、怎麼包裝的。

對於這些吃下肚會影響人體的營養補充品，政府卻沒有一套可以信賴的機制，甚至連健康食品小綠人的認證，也不是真的健康保證，通常只是該食品當中含有那類的營養素而已！所以我認為，要挑選好的營養補充品，首先是選擇有品牌的廠商、過去信譽優良的廠商。此外，不要選擇太過便宜的營養補充品，雖然貴的不見得是好貨，但對於營養補充品來說，便宜的一定有問題！

營養補充品的飲食建議：就我的經驗來看，我認為現代人最需要補充的營養補充品有幾種，像是益生菌、Omega-3、植化素、礦物質等。

要注意該營養補充品是屬於哪種類型的產品，是飯前吃、還是飯後吃。如果你有在吃中藥、西藥的人，一定要詢問一下醫師或是藥師，這些營養素會不會有交互作用，因為如果發生交互作用，反而對身體不好。

營養補充品不是越多越好！坊間有些不肖的商人會說他們的東西無害，所以吃越多越好。請不要相信這些「鬼話」！

人體對於營養素有一定的需求，但如果太多的時候，身體反而要想辦法處理這些營養品，容易造成肝腎的負擔。請一定要記住一個觀念：過猶不及，任何飲食都是一樣！

瘦身
小叮嚀

吃飽不如吃巧，餐餐7分飽，搭配良好作息與運動習慣，瘦的健康又美麗。

吃飯的順序

　　瘦身的目的有兩個，一個是讓身體變健康，一個是讓身材變好看。

😊 早餐

　　我非常建議起床之後，一定要來一杯溫開水，喝完溫開水之後，你一定可以發現，你的腸胃會開始增加活動，對於便秘的人來說，長期養成這個習慣的話，會對身體有很大的幫助，通常我會喝完溫開水後大約10分鐘，再開始一天的早餐。

　　通常我會建議早餐最好吃營養一點，聽好！是「營養」一點，不是「多」一點，我常常碰到一些朋友，早餐吃很多，我問他們為什麼吃那麼多？他們居然回我：「早餐不是要吃營養一點？」所以我還是要強調一次：「早餐要吃營養一點，而不是吃多一點！」什麼叫做營養一點？就是在早餐的時候可以多攝取不同種類的營養素。

我會建議早餐可以來一杯500C.C.的果汁，或是燕麥加豆奶（最好別買現成的）。最好早餐進食的時候，不要太多固體的食物，像是麵包、饅頭、包子等食物！

☺ 午餐

　　原則上我會建議中餐可以隨便吃，吃你喜歡吃的、想吃的，這時候就是滿足你口腹之慾的最佳時刻，但是吃飯之前最好一樣喝杯水。不過我要強調的是：我對於中餐定義不太一樣，通常我會覺得肚子餓的時候再進食，而不要依照固定時間進食。

　　如果你是上班族，有一定的用餐時間，我會建議減少目前飲食量的三分之一，如果你出去點一份炒飯，那就不要吃完，練習讓自己剩下一點，或是請老闆少炒一點也可以。如果你怕真的肚子餓的話，可以去買一些小零食，像是堅果類的食物、葡萄乾、布丁或巧克力等，在下午覺得餓的時候，可以當做是小點心，但切記這些零食也不能吃太多！

☺ 晚餐

　　關於晚餐，我的建議是：減少澱粉、多一點蛋白質、蔬果類食物，晚餐如果吃太多碳水化合物的東西，容易產生熱

量的囤積。因為到了晚上的時候，身體會把功能放在吸收、建構細胞上，所以這時候身體的吸收率會提高，排泄力會下降，所以讓身體吸收更多熱量！因此，我會建議晚餐可以吃一點清淡的蔬果、海鮮類食物或是菇蕈類的食物。

瘦身
小叮嚀

市面上有各式各樣的減肥花招，但「少吃多動」仍是永遠不變的瘦身原則。

蔬食主張

如果要瘦身的話，絕對不要選擇節食來瘦身。

過去曾經在捷運站附近收到「吃素救地球」的廣告單，那時候我覺得這根本是亂扯，因為當時的我是沒有肉，就覺得像是沒有吃飯的人，每一餐一定要有肉，「吃素救地球」，殺了我比較快。

但是這幾年來因為接觸氣功、佛法、道家的關係，我開始慢慢接受素食的概念，曾經在為期10天的氣功辟穀（不吃穀類、肉類，只吃青菜、水果）過程後，發現自己對於豬肉竟然避之惟恐不及。

因為以前的我是可以從豬頭吃到豬尾，像是豬頭皮、豬舌頭、豬嘴邊肉、豬皮、豬油、豬心、豬肝、豬肺、豬大腸、豬小腸、豬生腸（輸卵管）、豬肚、豬小肚（子宮）、豬腳、豬尾巴，沒有一個地方不吃的。

透過幾次辟穀的經驗，發現到其實身體不見得會因為沒有吃肉，而發生什麼問題，所以開始會讓自己多吃素食。

但是這三年下來，我發現有些地方怪怪的。我讓自己多吃素食，聽起來很健康，但是上卻不然，因為但是素食中有一堆的加工食品，裡面加了什麼東西，我都不知道。

後來聽到新聞在踢爆很多素食加工品當中，添加很多香精、肉類萃取物等等。我後來在思考，提倡素食是對的嗎？

我覺得不完全正確，我反而認為應該是：蔬食！其實這是一個概念的轉換，當你說要吃素的時候，很容易聯想到素肉、豆干、素腸等加工產品，這時候你會覺得吃這個很健康，但其實大錯特錯！

所以我會建議想要吃素的人，把素食改成蔬食，你會更清楚什麼可以幫助自己的身體！所以我會希望你記住這句話：不是「素食救地球」，而是「蔬食救自己」！

瘦身小記錄

	MON	TUE	WED	THU	FRI	SAT	SUN
早餐 攝取食物							
午餐 攝取食物							
晚餐 攝取食物							
吃了 幾份蔬果							
是否有喝 2000C.C 水							
運動 時間							
幾點 就寢							

第四章

心理，
也會影響胖瘦

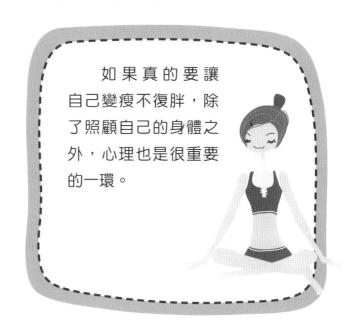

如果真的要讓自己變瘦不復胖，除了照顧自己的身體之外，心理也是很重要的一環。

在主流的觀念來看，瘦身不過就是卡路里或是營養的問題。但是如果知道你看過前幾章的基礎知識會知道，瘦身其實整個身體的問題！

其實肥胖除了身體的因素之外，還有另一個很重要的因素，那就是心理的問題。其實現在的腦神經科學逐漸認知到，身體與心理是一體的兩面，身體會影響心理，心理也會影響到身體，所以如果真的要讓自己變瘦不復胖，除了照顧自己的身體之外，心理也是很重要的一環。我們可以知道人體包含三個很重要的區塊，那就是身體、心理及靈性，之前我們討論的都是身體的部份，現在我們要開始討論心理的部份。

瘦身到底跟心理有什麼關係？其實關係很多，心理學上常常會把人類心理分為意識與潛意識，意識就是我們現在所認知的一切，潛意識就是我們身體自然操控的部份，但是無論是意識跟潛意識，都是由我們的腦袋所控制，所以接下來我們提到的一切，是運用我們大腦來關閉肥胖機制的方法，也是越來越多人使用的方法！

你的信念，決定你的身材

運用我們大腦來關閉肥胖機制的方法，也是越來越多人使用的方法。

信念是什麼？信念就是你相信為真的事情，當你相信這件事情是真的，就不會有所懷疑而去進行！有一個故事最能夠說明信念的力量。那就是「疑鄰盜斧」的故事，這個故事是這樣的：

有一個人發現到原本在柴房的斧頭不見了，怎麼找都找不到，所以他懷疑是有人偷走斧頭，而最可疑的人就是鄰居的孩子。

所以他暗中觀察那孩子的舉動。斧頭主人看到鄰居的孩子在走路，就自言自語的說：「看這孩子走路的樣子，就像小偷。」看到鄰居的孩子在講話，就自言自語的說：「哼！聽他講話，就覺得是他偷的。」看到鄰居的孩子的表情或任何行動、態度，沒有不像小偷的。「我無論怎麼看，都覺得

他像個小偷⋯⋯實在是太像了⋯⋯。」幾天後，斧頭主人在住家後面山谷中挖地的時候，挖到一個物品，拿起來一看：「咦！這不是我的斧頭嗎？原來掉在這裡啊！」然後他很愧疚地喃喃說道：「啊！我一直懷疑鄰居的小孩偷斧頭，真的是錯怪他了！」之後，他不管怎麼看，都覺得鄰居小孩不像小偷。

其實這個故事就是信念形成的過程，當那個人相信鄰居小孩偷了斧頭，那他就會找很多證據來證明小孩就是小偷！

同樣地，如果一個人相信某件事情是真的，他就會開始找到很多證據，去證明這件事情是真的。

譬如說，當一個人相信他「不管怎樣都沒有辦法瘦下來」的時候，那麼他就會找很多理由，像是「我的體質容易胖，所以瘦不下來」、「我腸胃吸收太好，所以沒辦法瘦」、「我覺得胖胖的很可愛，蠻討喜的啊！」等等，所以這些都會支持他「不管怎樣都沒有辦法瘦下來」的信念。所以最後他就不會去做任何努力，去達成瘦身的結果。

我原本也是抱持著「這輩子我不可能瘦下來」的信念，但是因為接觸到一間瘦身的公司，然後我透過吃代餐的方法瘦下來，雖然不是很健康的方法，但是還是瘦了10幾公

斤，所以我開始轉變「這輩子我不可能瘦下來」這個信念，我知道「原來我可以瘦下來」，所以我開始相信我可以瘦下來，當我越相信我可以瘦下來的時候，我就會越有信心。

現在我們整理出一些關於瘦身的錯誤信念，你可以看看你有幾個：

1. 減肥對我來說，很困難。
2. 我對自己的體重很難啟齒。
3. 我非常渴望快速瘦身，最好明天就變苗條！
4. 我就是胖。
5. 肥胖是家族遺傳。
6. 我是易胖體質。
7. 我一吃就胖。
8. 我食慾就是這麼大，沒辦法改變。
9. 減重需要強大的意志力，但我沒有！
10. 吃東西是增進人際關係的好方法。
11. 桌上東西不吃完很浪費。
12. 時間到就要吃東西。
13. 我身材不好。
14. 增加體重很容易，但是減肥很難！
15. 胖胖的比較有福氣。

16. 減肥很辛苦，什麼都不能吃。

17. 我就算瘦下來也會胖回來！

18. 我瘦下來才有辦法談戀愛。

19. 我雖然胖胖的，但很健康！

20. 我已經放棄減肥了。

21. 減重代表挨餓，但是我受不了飢餓。

22. 我年紀大，很難瘦下來。

23. 我身旁沒有人減肥成功！

24.溜溜球效應一定會發生。

25. 反正我就是瘦不了！

26. 減肥就要吃苦。

27. 我是天生胖子。

28. 我不運動，所以胖是應該的。

29. 我喝水都會胖！

30. 我認為別人可以瘦下來，但是我沒辦法。

　　這30個信念是一般人在面臨肥胖的時候，最常見的幾種信念，你會發現到，如果你抱持著這樣的信念，你要瘦下來的機會是微乎其微，因為當你相信你沒辦法瘦下來的時候，你會連嘗試的意願都沒有，當然就不會瘦下來。

破除舊有信念

舊有的信念讓你成為胖子，唯有破除既有的錯誤觀念，才能讓你『自然瘦』。

現在我希望你可以想一想，用什麼詞彙修正這些信念，會開始讓你擁有瘦身的力量。記住：這些詞彙最好是你唸起來「簡短」、「順口」、「好記」，最好就像一個咒語一樣，可以讓你隨時想起來，這樣會幫助你鬆動舊有的信念。

但是為了刺激你的大腦，我會把上面30信念的部份做出信念破除動作，並且告訴你設定新信念的準則，讓你可以自己創造新的瘦身信念！

1. 減肥對我來說，很困難

當一個人說出這句話的時候，代表他已經覺得這不可能達成，但是我要你想想看，你出生的時候就是這麼胖嗎？不是！你出生的時候一定有苗條、健壯的時候，不會有一個人一出生就是這麼臃腫（基因有缺陷的除外），所以是你把自

己養得這麼胖，既然你都可以把自己養胖，那麼你也可以知道怎麼瘦，所以不管要胖要瘦，對你來說一定是很簡單的，所以你可以把這個信念修改成為：「瘦身對我來說，越來越簡單！」

2. 我對自己的體重很難啟齒

為什麼不敢說自己的體重？一定是覺得太重！這時候你通常會很討厭自己的身材，進而討厭自己，所以我要你知道，體重是可以改變的，只要你願意愛自己，所以你可以把這個信念修改成：「當我越來越愛自己，我的體重越輕！」

3. 我非常渴望快速瘦身，最好明天就變苗條

這應該是很多胖的人共同的心聲吧！但是為什麼你要快點瘦下來，因為你想要馬上穿得下昨天買的衣服？因為你希望在夏天的時候擁有好身材？這時候你又擁有渴望了，然後你會開始用什麼代替？沒錯，就是食物！所以不要迫切地讓自己瘦下來，你可以把這個信念修改成：「我慢慢地瘦下來，而且持續維持好身材！」

4. 我就是胖

會有這樣信念的人，通常是處於絕望狀態，因為他可能看到很多人都沒辦法瘦下來，但是我要告訴你的是：「沒有人瘦不下來！」所以告訴自己：「我可以是苗條的！」

5. 肥胖是家族遺傳

首先，肥胖絕對不是家族遺傳！而是飲食習慣。所以只要願意改變飲食習慣，你也可以變成苗條的人。所以你應該把信念修改成：「只要我願意改變飲食習慣，我可以成為苗條的人！」

6. 我是易胖體質

是的！但是你的易胖體質，也是你養成的！既然你可以養成易胖體質，代表你也可以調整成易瘦體質！所以你應該有個新信念是：「我可以調整成為易瘦體質。」

7. 我一吃就胖

事實上，沒有人一吃就會胖！其實都是「吃錯東西」才會胖。所以我會建議把這個信念替換成：「我吃進去的食物，都可以讓我變苗條。」

8. 我食慾就是這麼大，沒辦法改變

關於食慾這件事情，其實是可以改變的！我們在前幾章有提到，腦袋的食慾中樞是可以改變的，所以你可以告訴自己：「我每天都會少吃一點，慢慢地瘦下來。」

9. 減重需要強大的意志力，但我沒有

如果你有看前幾章的話，你應該知道意志力是沒有用

的。所以，把意志力丟一旁吧！你要告訴自己：「我跟身體合作瘦身，身體會幫我自然瘦！」

10. 吃東西是增進人際關係的好方法

的確很多人把吃東西當成經營人際關係，但不代表一定要吃東西才能交到朋友，你一定會有更多苗條的朋友，找你去運動、出遊、吃更健康的食物，所以你可以把這個信念修正成：「我會認識更多一起苗條的朋友！」

11. 桌上東西不吃完很浪費

我相信有很多人看到食物放在桌上，都會覺得很浪費。但是我要告訴你：其實你可以打包，你可以隨身攜帶環保餐盒，把你吃不完的東西打包，如果你覺得不方便，那就可以讓店家放到廚餘桶，把它做成有機肥料。

如果你是在家裡做菜的話，就把份量準備剛剛好就可以了，你絕對！絕對！絕對！不要把你的胃當成冰箱！懂嗎？所以請把這個信念換成：「我做菜的量每次都剛剛好！」、「廚餘可以轉換成肥料。」、「吃不完的東西可以打包！」

12. 時間到就要吃東西

三餐一定都要吃？其實這觀念是錯的！我們要先想想看，為什麼要吃三餐？這是早期農業社會的生活作息，因為

耕田需要很早就起床，凌晨5、6點就吃早餐，中午的時候吃中飯，這是因為耕田需要大量的勞動，所以要有很多熱量的供給，因而演變成一日三餐。

但是現在人不一樣，多數並沒有進行勞動力，很多時候早上9點才吃飯，隔不到3小時就吃中餐，胃裡面的東西都還沒消化，就把食物塞進去，容易把胃稱大。所以你應該把這個信念改成：「我感覺到飢餓才吃。」

13. 我身材不好

好吧！就是身材不好才要改變。事實上只要你願意，你可以擁有好身材。所以你可以把信念修改成：「我逐漸擁有好身材！」

14. 增加體重很容易，但是減肥很難

修改成：當我越了解如何瘦，我越容易苗條！

15. 胖胖的比較有福氣

修改成：苗條的人也非常有福氣

16. 減肥很辛苦，什麼都不能吃

說到這裡你就知道為什麼要說那麼多基礎生理學的知識了吧！因為透過了解人體的結構，你會知道瘦身不是什麼都

不能吃，而是要吃對東西！所以你可以把這個信念修改成：
修改成：「瘦身是非常輕鬆的事情，我可以越吃越瘦！」

17. 我就算瘦下來也會胖回來

修改成：我喜歡瘦下來的自己！因為我會成為天生瘦子！

18. 我瘦下來才有辦法談戀愛

首先，談戀愛無關胖瘦！雖然苗條的人機會多，因為多數的人都是外貌的。不過總是會有真心愛你的人出現。

記住：「姣好的外貌是第一印象，美麗的靈魂是第二印象。好外貌可以吸引人，但是通常留不住人。擁有美麗的內在通常不吸引人，但是可以留住真心愛你的人。」所以，先懂得愛自己，你懂的愛自己的時候，就會有人會發現你美麗的心。你可以把這個信念替換成：「我愛自己，就會有人愛我。」

19. 我雖然胖胖的，但很健康

胖胖又健康非常好！但是如果可以變苗條的話，不是更好嗎？所以你應該把這個信念改成：「苗條又健康更好！」

20. 我已經放棄減肥了

修改成：我願意不斷嘗試，直到成功為止！

21. 減重代表挨餓，但是我受不了飢餓

修改成：我吃健康的食物，身體也會感到滿足。

22. 我年紀大，很難瘦下來

雖然年紀越大，基礎代謝率越低，但是這並不是絕對的！因為透過運動、吃對食物，還是可以幫助身體消耗多餘的熱量！所以你可以把這個想法改成：「只要我願意，年紀不是問題！」

23. 我身旁沒有人減肥成功

修改成：我會找到一起瘦身成功的夥伴！

24. 溜溜球效應一定會發生

溜溜球效應是減肥的人，最害怕的問題。但如果你依照身體的運作方法在瘦身，當然就不會有溜溜球效應的問題！我會把這個信念修改成：「用對方法就會自然持續瘦！」

25. 反正我就是瘦不了

修改成：我可以越來越苗條！

26. 減肥就要吃苦

修改成：我可以快樂地瘦身！

27. 我是天生胖子

修改成：透過後天調養，我會越來越苗條。

28. 我不運動，所以胖是應該的

修改成：用對方法，瘦是應該的！

29. 我喝水都會胖

修改成：我可以自然變瘦。

30. 我認為別人可以瘦下來，但是我沒辦法

修改成：別人有辦法瘦下來，我也可以！

瘦身
小叮嚀

當吃下身體的飲食超過身體消耗量時，會造成肥胖問題，增加身體負擔，也讓健康亮起紅燈。

別再責怪自己胖

想要瘦身的人好好看著鏡中的自己，用欣賞的角度來看鏡中自己。

　　我遇到很多的朋友，包括我自己。當自己開始胖起來的時候，就會開始責備自己，通常我會在心裡面這樣罵自己：「你這個豬！」、「你很難看！」、「我討厭你！」然後我會覺得自卑，覺得自己很糟糕。

　　我從國中開始從來沒有喜歡過我的身體，所以不斷地糟蹋自己的身體，大吃大喝、無肉不歡、熬夜打電動等，都讓自己的身體更加惡化。

　　現在我們換個角度想，如果今天有人當面這樣說你：「豬啊！怎麼吃這麼胖！」、「你好噁心！」、「你很胖，所以我討厭你！」這時候你會做何感想？如果是我的話，我一定一巴掌給他下去！我會跟他說：「我再怎樣也是人生父母養的，幹嘛罵得這麼難聽！」這很有趣吧！

透過上面的描述，我們可以想想，當你自己天天在鏡子面前罵自己的時候，你的心理有多受傷！你不斷地摧毀自己的自信心！不斷地踐踏自己的自尊。

這時候，你心理會有多渴望得到自尊？得到自信？所以你開始追尋自信心、追尋自尊，這時候你的心理會產生強大的飢餓感！！然後你會做什麼事呢？

你沒猜錯，大部分的人就會開始尋求食物的慰藉，希望透過食物來滿足心理那塊缺憾，然後就會造成無可挽回的惡性循環。

除了會造成飢餓的惡性循環之外，當你常常罵自己這些惡毒字眼的時候，你也不斷在接收這樣的訊息，你不斷用強烈的情緒告訴自己「我是豬！」、「我是豬！」、「我是豬！」的時候，很快地你就會相信自己是豬。

為了證明自己是豬，所以開始像豬一樣大吃大喝、懶著不運動，慢慢地就把自己跟豬一樣「胖」。

因此我真心建議想要瘦身的人，不要再責怪自己了！請你好好看著鏡中的自己，用欣賞的角度來看鏡中自己，對鏡中的你說一聲：「謝謝，你好棒！你好優秀！」甚至你也可

以說：「你的笑容很迷人！」、「你的眼睛好漂亮！」等稱讚、鼓勵自己的話，當你越稱讚自己，你就會越來越有自信，你不需要依靠外在的食物來填滿空虛的心理，那麼你就不需要吃進過多的食物，也就不容易發胖！

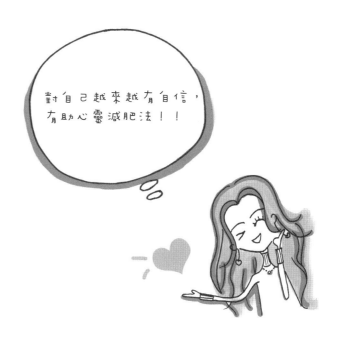

對自己越來越有自信，有助心靈減肥法！！

負面情緒，是瘦身的惡魔

如果最深層的心理因素沒有解決，那麼復胖的機會就會很高。

事實上身體會把所有心理的、情緒的壓力，都當作是真實肉體的威脅，也就是說，如果感受到壓力的時候，身體就會以為受到生存威脅，於是就會啟動肥胖計畫。

這些心理的壓力包括：心理上的匱乏、對匱乏的恐懼、情緒壓抑、不正常的信念、沒自信等。事實上，如果你沒有解決這些心因性的肥胖因素，那麼即使你透過節食、運動的方法瘦下來之後，還是有很高的比例會胖回來，所以如果要讓自己能夠順利瘦身，就必須要面對心理的問題。

我因為研究瘦身的議題，所以去了解很多原來肥胖的人，透過節食、運動瘦下來以後。通常聊天當中，我會從話語中聽到一絲絲有趣的話語，通常他們還有一個潛在的意念，那就是：「我心面住著一個胖子！」

　　我弟就是一個最好的例子。我弟高中的時候曾經高達104公斤，他高中畢業之後就到紙廠上班，透過長期體力勞動之後，他的體重逐漸往下降，從104公斤瘦到80公斤。

　　但是有一次在聊天的過程，他突然間冒出一句話：「其實，我覺得我心裡還住個胖子！」所以他一直控制自己的體重，想辦法不要讓自己吃太多，每天都吃很少的飯、蔬果類也吃很少；但是突然有段時間就會大吃大喝，而且都是吃一些垃圾食物，所以體重忽高忽低。當我越清楚身體、心理如何運作的時候，我發現到如果最深層的心理因素沒有解決，那麼復胖的機會就會很高！

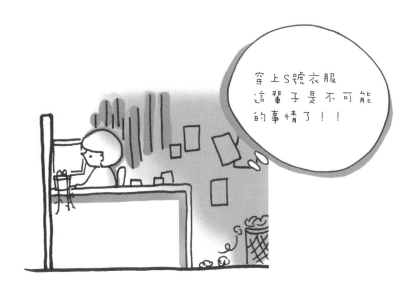

什麼情緒性性進食？

所謂的情緒性進食，就是你「不是因為餓」而吃東西。

　　你有沒有在工作的時候，突然覺得嘴巴很想要吃東西，如果沒有的話就會覺得不舒服？或是當你覺得壓力越來越大的時候，你總是希望身旁有一堆零食，可以讓你大快朵頤？我曾經就是這樣。

　　我在前一份工作的時候，因為是我沒有接觸過的領域，所以我相當要求我自己，我要自己能夠快速上手、我要自己能夠熟悉這個領域，所以我增加了許多渴望，這時候除了工作上的表現能夠受到稱讚之外，最能夠填滿我的就是食物，所以在我的辦公區域附近，一定有麵包、巧克力、餅乾等零食，當我感覺到壓力襲來的時候，我就開始吃。

　　除了受到壓力之外，還有另外一種情形我會透過吃來表現，那就是喜悅的時候，有時候我覺得我表現不錯，需要獎

勵自己的時候，我就會透過吃東西來進行獎賞；為什麼？因為這時候對我來說，吃東西是一種喜悅、一種享受，我可以透過這樣的行為得到滿足感，這樣其實也是另外一種情緒性進食。

簡單來說，所謂的情緒性進食，就是你「不是因為餓」而吃東西。譬如說下午三點的時候，其實你的肚子沒有很餓，但是因為經過一家麵包店，聞到裡面飄出來濃濃的麵包香味，然後你可能會去看到櫥窗內琳琅滿目的麵包，這樣更刺激你的視覺，你會心想：這看起來好好吃喔。這時候你可能就會選擇到麵包店裡購買一、兩個麵包，然後一邊走著、一邊就把麵包給吃完了。

這時候你真的餓嗎？你的身體並不餓，但是你選擇吃掉麵包，為什麼？因為這時候麵包給你的是「愉快」的感覺，這種行為就是情緒性進食。

如何克服情緒性進食呢？首先，當你要吃東西之前，請問問自己：「我真的餓嗎？」如果你是不餓的，那就不要吃。第二，如果你問完自己之後還是覺得餓，請喝杯水試試看，如果還是覺得餓，那就別猶豫，那表示你真的餓了，就吃吧。

有哪些因素會造成
情緒性肥胖？

情緒性肥胖的意思就是因為心理情緒的關係，你的身
體需要採取讓自己變胖的策略，來因應需要面對的一切。

　　就字面上來看，情緒性肥胖的意思就是因為心理情緒的
關係，你的身體需要採取讓自己變胖的策略，來因應需要面
對的一切。

　　我之前有提到心理層面上的飢餓，就是當你面臨到
「戰」或「逃」的壓力時，身體會產生的自動反應，這也就
是情緒性肥胖的根源。

　　我認為當你有情緒性肥胖的問題的時候，應該先解決情
緒肥胖的問題，因為如果沒有解決的話，不管你如何控制自
己的飲食、如何了解營養學的一切，身體的神經系統、內分
泌系統一樣會異常，一樣會讓你變胖。

😊 有哪些因素會造成情緒性肥胖？

簡單來說，任何會讓你引起「戰」或「逃」的壓力，都有可能是引起肥胖的原因，只是會因為每個人處理的方法不同，所以結果不一樣。其實有很多種的壓力類型都會造成情緒性肥胖。

😊 心理上及情緒上的壓力

有時候當你面臨工作上的壓力，特別是跟人相處的時候，很容易產生這樣的情緒性肥胖。有些人會因為常常會被主管修理，或是常常被別人排擠的時候，為了讓自己感覺上更有能力，通常身體會想要變胖，把自己武裝起來。

這就像大象一樣，雖然大象是草食性動物，但是為了要保護自己，透過演化讓自己變得相對巨大，減少其他動物侵犯的機會。

所以如果你在心理上有這種感覺的話，最好先解決這樣的問題，這樣會讓你瘦身的過程事半功倍，而且透過解決這些問題，你可以開始尊重自己的心理，這時候你的心理就會得到更豐富的資源，光是這些禮物，就值得你好好地關注自己的內心。

過去的我是一個很多話都不敢說出口的人，很多的委屈都會往自己的肚子裡吞，然後把很多責任往身上扛。

如果你夠細心的話，你會發現到我用的詞彙「往肚子裡吞」、「往身上扛」，這代表我會用什麼方法來處理這些則任何委屈？當然就是變胖！當我變胖了，我就覺得我可以容納的空間變大了，我可以吞的委屈就變多了、我可以扛的責任就變重了！但是，我要說的是：這都是我心理創造的感覺。

事實上，我可以不需要吞下委屈、不需要把責任往身上扛，我需要的是把該說的事情說清楚，不需要自己一個人承受委屈！我需要的是把責任釐清楚，做好自己該做的事情，不要把所有的事情都攬在身上。

當你願意正視這些感覺的時候，你的生命就會得到昇華，你可以開始療癒你過去受到的傷害，你開始接納過去的自己，你會成為一個真正的自己，你可以發現到過去的一切，都是未來璀璨人生的寶貴養分。一切，都從面對這些感覺開始。

身體或是性的虐待

身體或性的虐待，也情緒性肥胖的原因。在很多的心理案例當中，很多被強暴的女性最後都會變得肥胖。為什麼？因為她們的潛意識認為，只要我變胖、變醜，這些施暴的人就會找其他的人下手。透過變胖，她們或許成功地逃避了施暴的人，但是這些過去的經驗，其實都會儲存在她的身體細胞當中、儲存在她的記憶之中，而且不斷地讓她們的心理持續受到折磨！

所以如果有任何被虐待的情況，包括被父母、親友過度責打等，請一定要尋求協助！不要默默忍受這些無理的行為。因為這樣不但助長了施暴者的氣燄，還會在身體上烙印下難以磨滅的印記。如果已經脫離那樣的環境，但是心理上還存有那些陰影的話，請一定要找心理師幫忙輔導，讓這些不好的經驗可以被釋放，甚至變成你前進的動力。

創傷

創傷，也會造成情緒性肥胖。當一個人受到嚴重的心理創傷，包括面臨親人的離開、車禍等，都會讓人產生莫大的心理壓力，進而引起肥胖。

拋開罪惡感，快樂吃

如果真的是因為肚子餓，需要吃東西的時候，就讓自己快樂地吃東西吧。

很多體重過重的人，雖然很想要不吃東西，但是常常會有小惡魔在耳邊響起，不斷地鼓吹自己「吃吧！吃吧！」，當意志力敗給了小惡魔，開始吃東西的時候，小惡魔又會譴責自己，「為什麼這麼貪吃，晚上吃東西容易胖還一直吃」、「你這個大肥豬，難怪你瘦不了」等言詞，然後就會產生吃東西的罪惡感。

這種罪惡感看起來無害，好像是督促自己瘦身的動力，其實並非如此。因為罪惡感是一種心理壓力，當每次吃東西就會產生罪惡感的時候，心理的壓力又會不斷地累積，然後就會像昨天所說的，壓力會啟動肥胖計畫，讓自己開始增胖；當你看到體重記得數字飆升之後，就更會譴責自己的懦弱，連節食的意志力都沒有，然後又產生心理壓力，惡性循環之下，反而會讓自己變的更胖。

所以如果真的是因為肚子餓，需要吃東西的時候，就讓自己快樂地吃東西吧！快樂地享受美食，讓自己的心情處在一個正向、好的狀態，反而有助於瘦身。但要提醒讀者的是，這邊說的快樂並不是毫無節制地吃東西，而是遵循之前提到的，慢慢地吃，好好地享受食物的味道，讓自己處在一個愉悅的心理狀態，這樣一來，就會讓身心感覺到放鬆，身體自然就會逐漸地瘦下來。

😊 非洲小孩沒得吃？

小時候，每次當我不吃飯的時候，家人總會說：「你看非洲的小孩都沒飯吃。」那時的我不知道，原來這是很爛的說法。

我覺得最要不得就是這種不倫不類的比方！第一、我沒吃完，非洲小孩一樣沒飯吃。第二、就算我吃完了，非洲小孩一樣沒飯吃。也就是說不管怎樣，非洲的小孩都沒飯吃，那麼為什麼要當做小孩吃飯的藉口呢？

這樣不但加深小孩的罪惡感，而且勉強小孩吃東西，讓小孩養成「清盤」的習慣，如果小孩變胖以後，還要問他：「你要不要瘦一點，這樣太胖了！」我希望有看到這段話的家長，千萬不要再用「非洲小孩沒飯吃」當理由，來逼迫小

孩吃東西！依照我的看法是，家長應該想辦法讓小孩開心的吃，或是給他一個空間。我在帶阿姨小孩的時候，我會請他自己夾菜、自己盛飯，要吃多少就盛多少，但一定要吃完。

我要求他們衡量自己想要吃的量，而學著自己負責！透過這樣的訓練，小孩除了不容易吃胖之外，更重要的是學習到「負責任」的態度。

瘦身
小叮嚀

不要隨便購買來路不明的減肥藥，當心不僅瘦了荷包，又傷身。

讓吃飯成為喜悅的事情

如果真的是因為肚子餓，需要吃東西的時候，就讓自己快樂地吃東西吧。

　　我曾經在雜誌上看過一篇報導，這個報導是說有一對山居的夫妻，他們會自己種菜、自己做飯，當所有的飯菜好了之後，他們會開始彈琴、唱歌，等到他們覺得心情好的時候，才會開始吃飯。

　　我非常欣賞這樣的態度，因為這才是正確的吃飯態度！現在很多人吃飯都是為了「應付三餐」或是「時間到了」，但是卻沒有讓吃飯成為值得喜悅的事情。

　　為什麼要讓吃飯成為喜悅的事情？
　　因為當我們身心愉快的時候，這時候我們的心情是放鬆的，交感神經的活躍度下降、副交感神經活躍度上升，這時候我們腸胃蠕動會變快，增加我們對於食物及廢物的代謝；還有，快樂的心情會讓大腦產生血清素、身體也會分泌多種

酵素。這時候我們不會因為壓力,而吃進過多的食物,導致身體越來越胖。

所以我非常建議吃飯之前,一定要保持好心情!當你保持好心情吃飯的時候,不但可以幫助瘦身,還可以讓用餐速度下降,幫助身體充分消化吸收食物,讓身體更健康。

😊 紓解心理壓力

該怎麼樣處理心理壓力呢?首先我們要先說明,你的壓力來源如果太過巨大,譬如說憂鬱症、躁鬱症、恐慌症等心理疾病,我會建議一定要先去醫院進行治療。

因為這些已經是屬於心理疾病的部份,不建議用以下說的方法進行紓壓,等到確定這些疾病被治癒後,或是已經在進行治療時,透過這些方法輔助也可以!

在繁忙、快速的工作環境下,不管是職位高低、年紀大小,都一定會碰到壓力,包括工作壓力、人際關係的壓力、財務上的壓力、感情上的壓力、親友間的壓力、生活上的大小是等,都是壓力的來源。這些壓力看似無關緊要,但是卻會引起我們精神上的緊張,讓身體開始面臨備戰狀態,這時候很容易誘發出情緒性肥胖。

　　所以我們一定要知道如何紓解壓力的辦法。紓解壓力有很多種方法，包括聽音樂、唱歌、跳舞、旅遊等，都是不錯的紓壓方式，此外，還可以透過冥想、觀想來紓解壓力，譬如說觀想自己理想的身材，想像自己放鬆的狀態等，都可以有效地紓解壓力。

　　其實最近有許多的研究已經發現到，透過冥想可以增加免疫力、紓解壓力，甚至可以改善心血管疾病，所以如果需要紓解壓力的人，也可以透過冥想來達成。

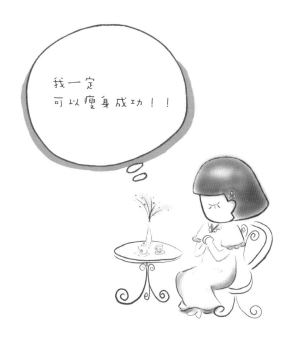

瘦身小記錄

	MON	TUE	WED	THU	FRI	SAT	SUN
早餐 攝取食物							
午餐 攝取食物							
晚餐 攝取食物							
吃了 幾份蔬果							
是否有喝 2000C.C 水							
運動 時間							
幾點 就寢							

第五章

運動、生活習慣，
決定體重和身材

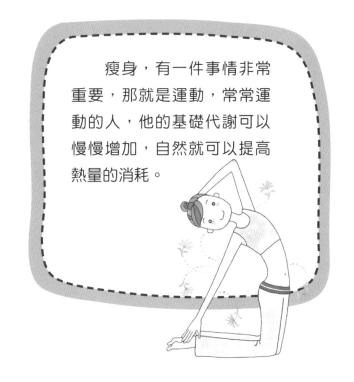

瘦身，有一件事情非常重要，那就是運動，常常運動的人，他的基礎代謝可以慢慢增加，自然就可以提高熱量的消耗。

當我們提到瘦身，有一件事情非常重要，那就是運動；很多胖子提到運動就覺得累，總是在想說可不可以不要運動就瘦身。

　　但是對於想要瘦身的人而言，除了少吃之外，最重要的就是運動。因為常常運動的人，他的基礎代謝可以慢慢增加，自然就可以提高熱量的消耗，只要搭配少吃一起執行，就會加速瘦身的速度。

　　很多的科學研究都指出，適度且持續的運動，可以幫助身體提升基礎代謝。

　　什麼是基礎代謝呢？就是當一個人整天完全都不動時，維持身體器官正常運作所需要的熱量；至於提高基礎代謝的方法，最重要的就是運動，因為透過運動可以增加肌肉，而增加肌肉就可以增加基礎代謝，讓瘦身的動力持續而長久。

每天至少運動20分鐘

瘦身的運動不一定要很劇烈，而是選擇時間長、溫和的運動方式。

　　至於要怎樣運動才會有瘦身的效果，我之前有提過，我不建議進行時間太長且劇烈的運動，還有很多人認為，運動不流汗沒有效果、偶爾運動就可以，其實都是錯誤的觀念。

　　事實上，要瘦身的運動不一定要很劇烈，並不是汗流得愈多，就愈有瘦身效果。當你流的汗越多，你只是消耗身體當中的水份，並不代表你可以瘦下來。有些人偏好還有時間短、爆發力強的運動，但這些運動其實只有消耗的是體內的蛋白質或是肝糖，沒辦法消耗掉身體內的脂肪。

　　我們應該要進行什麼樣的運動呢？我的建議是進行時間長、溫和的運動。一般來說，我會建議想要瘦身的人，運動的時間至少要20分鐘以上，但是不要超過90分鐘。可以讓心跳比平常快一點，但不要太過快速。

瘦身初期的時候，最好可以每天養成運動超過20分鐘以上的習慣。只有持續20分鐘以上的運動，才能夠燃燒脂肪。所以下次做運動時，至少要達到20分鐘哦！

☺ 走路，是很棒的運動

很多人提到運動，很容易想到健身房、打籃球、棒球等，但是想要瘦身真的要這麼劇烈或是花錢嗎？

其實這倒是不一定，日本醫學博士大島清強調，最便宜有效的運動，就是健行。因為健行不但可以鍛鍊肌肉、瘦身減肥，還可以預防癌症，避免許多生活習慣疾病的產生，更棒的事情，是透過走路還可以讓大腦更健康，預防老化的發生與老人癡呆症。

最有效率的健走方法，就是抬頭挺胸並且要縮小腹，然後雙手微握放腰部、自然擺動肩放鬆，邁開腳步向前走。同時上半身不能向前傾，手肘必須彎曲成九十度，擺動時雙拳微握，往前擺時不能超過胸部、向後擺時停在腰部，擺動愈快、走路的速度就會愈快，還能運動到胸大肌與背肌。

至於雙腳前進踏地時，要以腳跟先著地，同時注意讓膝蓋保持彈性，才能避免健走造成肌肉拉傷、關節受損等運動

傷害。健走時若感覺不舒服或有腳部關節毛病，都應馬上停止並徵詢醫師或是物理治療師的意見。

除了姿勢之外，我最在走路的時候會帶進簡單的呼吸法，透過簡單的呼吸法，可以將走路的效果達到最大。通常我走路的時候，會一邊進行4-4-4呼吸法，也就是吸氣四秒、閉氣四秒、吐氣四秒；吸氣的時候要想像空氣吸進肚子，閉氣的時候要想像吸入的氧氣供擠到身體全身上下的場景，吐氣的時候要把肚子裡面的空氣吐掉，然後用力把腹部縮到最小。

如果你沒有辦法順利算秒數，也可用腳的步伐來決定，吸氣四步、閉氣四步、吐氣四步。如果你越來越熟練，就可以變成4的倍數，像是8-8-8或12-12-12等，這樣子的話，不但可以進行步行運動，也可以達到簡易的氣功效果，有效地讓身體瘦下來，並活化身體的機能，幫助腦部更年輕。

最後我要提醒一件事，剛開始透過健走瘦身的人，可以使用漸進式的方法，增加健走運動量；例如靜態生活者每日行走約1千到3千步，可以在未來一週增加為每日3千5百步，再下一週為每日4千步，經過數週加強之後，可漸漸增加至日行萬步，如果養成這種習慣，想要瘦下來就不是什麼難事了。

☺ 簡易氣功教學

很多人提到氣功的時候，總是會想到武術的或是太極拳等，但是這些都可以說是氣功的一部份而已。到底什麼是氣功呢？氣功是透過呼吸的調整、身體活動的調整和意識的調整（調息、調形、調心），進而鍛鍊自己的方法，然後達到強身健體、健康身心、抗病延年、開發潛能等目的。

事實上氣功的種類繁多，主要可分為動功和靜功。動功是指以身體的活動為主的氣功，如導引派以動功為主，特點是強調與意氣相結合的肢體操作。

而靜功是指身體不動，只靠意識、呼吸的自我控制來進行的氣功。大多氣功方法是動靜相間的。宗教中，道教的道士常會練習導引、內丹術氣功，佛教裡的禪定、靜坐也包含氣功。

接下來我會介紹一些簡單的氣功及按摩技巧，可以幫助身體增加代謝功能，更加健康、年輕。

首先我要介紹的是氣功大師李鳳山在推廣的平甩功，這是一套簡單易學、容易上手的氣功，動作如下：就是將雙腳打開與肩同寬，自然呼吸，雙手伸直舉至胸前，與地面平

行，掌心朝下，讓手像鐘擺一樣地往後甩，保持放鬆，然後
利用慣性，把手甩回胸前。雙手輕鬆打直，保持平行，到了
第五下，手往後甩的時後雙膝微蹲，輕鬆的上下彈動兩次。
每天三次，每次至少10分鐘。

別小看這個動作看起來十分簡單，事實上平甩功是一套
簡單，卻不容易的氣功，因為他的功法容易學習，所以說簡
單；但是要持之以恆地練習，就不容易了！

除了平甩功之外，我的氣功老師也教導過一套按摩方
法，可以幫助剛起床的人，快速恢復精神，並且增加體內的
循環代謝。這套方法是：

1. **扣齒36下**：將上下排牙齒敲擊36下。

2. **按摩眼睛**：先將雙手摩擦數
次，然後將手心蓋在眼睛上，等到
熱度消失之後，再重新摩擦雙手重
複以上步驟，這樣的動作可以重複
3~5次；敷眼動作結束之後，可以
在眼眶上由內而外進行按摩，或是
可以將食指中指併攏，用手指指腹
輕輕地敲眼眶周圍。

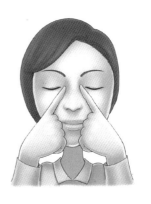

3. **敷臉運動**：將雙手摩擦搓熱之後，由下往上對自己的臉部進行按摩，在按摩的同時，可以一邊在心裡面默念：「我皮膚越來越好」、「我越來越漂亮」、「我越來越年輕」、「我越來越苗條」、「我越來越帥氣」等話語，透過這些暗示的力量，可以幫助自己越來越年輕、苗條，這樣的動作至少進行36下。

4. **手指梳頭**：將雙手手指微彎，五根手指些微分開，然後把雙手當成梳子，開始梳理自己的頭髮，這樣的動作要進行至少36下。

5. **輕啄頭皮**：把手指合攏，做出類似鳥嘴的動作，然後輕輕地往頭上輕敲36下。

6. **搓熱雙耳**：將自己的耳朵搓得熱熱的，刺激耳朵的血液循環。

7. **輕敲後腦**：用手掌將耳朵蓋住，然後用食指跟中指輕輕地敲自己的後腦約36下，透過這樣的按摩，可以幫助自己提神醒腦，也可以幫助紓緩頭痛症狀。

8. **搓揉大椎**：將雙手重疊放在頸部的位置，在頸部跟背部的脊椎骨的銜接處有一塊稍微凸起的骨頭，中醫稱為

「大椎穴」，是人體當中很重要的穴道，透過搓熱大椎穴，可以幫助身體更健康。

9. **按摩風池**：在頸部跟頭部之間，有兩塊稍微凹陷的穴道，中醫上面稱為「風池穴」，透過按摩風池穴可以預防感冒，提昇身體機能。

10. **按揉腹部**：將雙手重疊放在肚臍上，順時針或逆時針按摩自己的肚子，可以有效地幫助自己進行深層的內臟按摩，也可以促進腸胃道的排泄功能。便秘的人可以多進行這樣的按摩，可以促進排便功能。

11. **全身拍打**：用雙手輕輕地拍打自己的全身，讓自己的身體也慢慢醒來。

瘦身小叮嚀

持續的適當運動，可以增加身體基礎代謝率，提高減肥成功。

讓自己養成運動習慣的觀想練習

> 不運動，是沒有辦法讓自己維持好的體態，也沒有辦法增加自己的基礎代謝率，進而變成易瘦體質。

肥胖的人通常不喜歡運動，甚至非常「痛恨」運動。但是不運動，是沒有辦法讓自己維持好的體態，也沒有辦法增加自己的基礎代謝率，進而變成易瘦體質。

我們當然可以強迫肥胖的人進行運動，但是這樣的持久度卻不高，因為肥胖的人總會有各種「不去運動」的理由！像是：沒時間、沒地點、沒有人陪等等。

其實我們可以透過下面一些簡單的步驟跟方法，就能讓自己維持運動的好習慣。

1. 想像一個你很有動力、你會渴望去達成那件事的畫面，去描述一下這個畫面在眼前的位置、大小、顏色、明亮

度、是彩色或黑白等，我們稱為「畫面A」，然後記住這個位置，我們稱為「位置A」。

2. 接著去想像一下你要去運動的畫面，這個畫面會在眼前的哪個位置，稍微去描述一下大小、顏色、明亮度等，我們把這個位置稱為「位置B」。

3. 這時候可以起來動一下，讓自己放鬆一下。

4. 接著把運動的畫面由「位置B」移動到「位置A」，並且調整成畫面A的大小、明亮度、彩色或黑白等。

5. 可以問自己，這樣的調整有沒有任何不舒服，如果有，那是什麼？聽聽看心理的阻礙是什麼，你可以更清楚為什麼無法養成運動習慣。

6. 最後問自己，如果我希望達成運動的習慣，那麼我再來需要有什麼行動？我要怎樣開始？如果我沒有辦法運動，我可以有什麼替代方案？

透過這個簡單的觀想，可以幫助沒有運動習慣的人，建立運動習慣。過去我是一個很懶惰的人，運動對我來說，叫做「殺了我比較快」。

我印象中國、高中體育課的時候，我常會帶書去上體育課，人家在打球，我在看書，但是透過這樣簡單的觀想練習，我開始養成運動的習慣。

　　我會用走路代替開車或騎車，每週一定要到體育場走路三次以上，當我運動的頻率越高，我越喜歡運動的感覺。我從一個不運動的懶蟲，開始變成喜歡運動的人。（附註：這個練習是神經語言學（NLP）的一個技巧，如果有任何操作上的問題，可以找合格的專業執行師協助。）

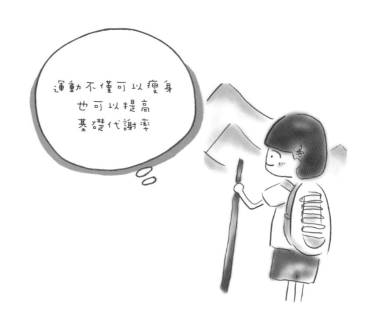

養成排便的習慣

無法每天正常排便，對於想要瘦身減肥的人來說，更是大忌。

現代人上班容易緊張、壓力大，容易造成便秘，特別是有些女性常常兩、三天上一次廁所，但其實這樣對身體來說非常不好，特別是對於想要瘦身減肥的人來說，更是大忌。

當越長時間沒有上廁所，糞便堆積在體內的時間就越久，這時候糞便容易產生變質，影響腸道環境，還會因為過度吸收糞便當中的水份，導致糞便變硬，不容易排泄出來。

想要讓自己腸胃道順暢，可以透過一下幾種方法：

1. 早上一杯溫開水，先讓溫開水清洗一下腸胃。

2. 多按摩自己的肚子。

3. 多吃富含纖維質及促進排便的食物，像是竹筍、糙米、高麗菜、蘋果、水梨、香蕉等五穀雜糧及蔬果類食物。

4. 不管想不想上，每天早上讓自己在馬桶上坐一下。這是用行動告訴身體，我每天早上都要上廁所。

5. 如果進廁所超過15分鐘還上不出來，就不要上了。

6. 盡量不要邊上廁所邊用手機或是看書，讓上廁所就單純是上廁所。

瘦身
小叮嚀 •

用行動告訴身體，我每天早上都要上廁所。

• •

早點睡，容易瘦

有越來越多的研究發現，睡眠時間不對或是過少，都會影響到身體的健康，也會導致身體開啟肥胖開關。

想要瘦身、健康的人，一定不可以忽略睡眠的力量。事實上已經有越來越多的研究發現，睡眠時間不對或是睡眠時間過少，都會直接影響到身體的健康，也會導致身體開啟肥胖開關。

我們之前有提到，生長激素會在晚間10點開始大量分泌，然後到凌晨的時候是高峰，然後逐漸下降，生長激素可以幫忙細胞建構、生長，幫助脂肪分解等，如果在這個時候沒有休息的話，身體的生長激素分泌量就不會那麼多，也無法幫助身體瘦下來。

除此之外，晚睡的人通常很容易肚子餓，所以容易找宵夜吃，這個時候正是身體吸收最好的時候，所以身體吸收更多的熱量進來，所以最好不要熬夜的時候吃宵夜。如果真的

非吃不可的時候，最好是選擇蔬果類或是一些蛋白質類的食物，吃的量也不要太多，這樣可以避免發胖。

關於睡眠而言，還有一個很重要的關鍵就是睡眠時間。經過一天的忙碌之後，身體需要有時間來恢復體力和精神，如果沒有充足的睡眠時數，身體得不到休息與恢復，到了白天的時候，身體就會需要更多營養與熱量，來維持身體的正常運作時，那麼你的身體就會開始吃進更多的食物，當然你變胖的機會也就會大大地增加了！

關於睡眠的建議：

1. 晚上10點之後就不要進行劇烈運動或是思考等耗費心神的行為，可以聆聽一些音樂、靜坐，讓自己開始準備睡覺的心情。

2. 最好11點到凌晨1點間就寢，在中醫來說這時氣血走到膽經，是保養身體最重要的時間，這時候也是生長激素對身體細胞進行修復或重建的時候，所以是最好的睡覺時刻。

3. 睡覺前4個小時候絕對不要喝含咖啡因的飲品。

4. 睡眠的時間長短最好是在7小時前後。

　　5. 打造一個好的睡眠環境，不要在太吵雜的地方睡覺，電風扇、冷氣不要直接對身體吹，房間有電腦最好關機或休眠，手機不要放在床頭等行為，都可以打造一個優質的睡眠環境。

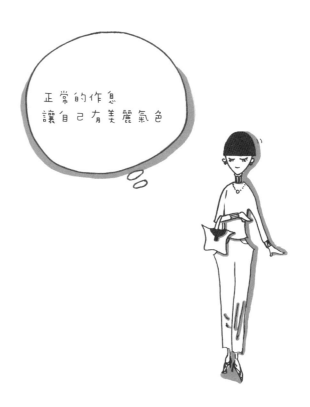

慢慢吃、享受食物的美味

透過慢慢吃，好好地享受食物，可以逐漸控制自己的體重。

　　如果想要控制食慾，除了要吃對食物之外，還有一個簡單的小「撇步」，可以幫助降低食慾。其實想要減肥的人都知道，少吃其實很困難，因為被養大的胃口，如果突然一下子要少吃，是非常痛苦的一件事情，所以很多人在這一關就會認輸投降。

　　但其實透過慢慢吃，好好地享受食物，不但可以逐漸控制自己的體重，還可以享受到食物真正的味道，最重要的是，這個方法沒有副作用、效果好。

　　現在的人吃東西大部分都是囫圇吞棗，很少有時間去品嚐食物的滋味，研究瘦身多年的趙世晃醫師，近年來一直提倡味覺智能（TASTE QUOTIENT，簡稱TQ）的概念。也就是說，透過享受食物的過程，讓身體更容易產生滿足的感

覺，因此只要少量的食物就可以產生飽足感，自然就可以瘦下來。有些國外的研究也認為，吃太快會讓我們身體的飽足機制混亂，讓身體誤以為沒有吃飽，一直感覺到肚子餓，因此最好進食的時間應該在20分鐘以上，才可以讓大腦接受到飽足的訊息。

至於要怎樣訓練自己慢慢吃呢？

首先要「看」食物，欣賞食物的美好，然後慢慢地將食物放到口中咀嚼，一般來說咀嚼的次數最好要超過30下，這樣可以讓食物在口腔內充分地跟唾液混合，有助於食物的消化吸收，還可以降低進食的速度。

最後就是在咀嚼的過程中，去感受食物的味道，像是米飯類的食物，就可以感受到米飯的甜味。當身體逐漸習慣這樣的進食速度之後，食慾自然就會下降，當然就不需要辛苦地節食。

當我知道這樣的概念之後，我開始實行這樣的30下策略，沒想到成效非常地好，透過咀嚼30下，你可以吃到食物真正的味道，過去我都認為肉類很好吃，但是當肉在嘴巴咀嚼30下之後，其實會乾乾的沒有味道；但是米飯、蔬果類的食物就不一樣，當你咬超過30下的時候，你會發現米

飯當中會釋放出淡淡的甜味，那種味道跟糖的甜不一樣；而蔬菜水果經過咀嚼30下之後，也會吃到這些食物真正的味道。所以，多咬30下是很棒的體驗。

之前我曾經去法鼓山參加一日禪的活動，在一日禪當中有一個練習非常有趣，那時候義工發給我們每人三顆葡萄乾，那時候法師要我們一顆葡萄乾咬超過30下，然後去感覺一下葡萄乾在嘴巴裡的感覺，有沒有吃到葡萄乾中的顆粒？果肉是什麼樣的味道？這個甜味跟以往吃的時候有沒有不一樣？當你越能夠分辨這樣的味道，你就越能夠吃出食物真正的味道。

當我每一口咬30下的時候，因為沒有其他事情可以做，所以就會觀察其他人的咀嚼次數，我發現一個很有趣的狀況：現在人吃飯的速度真的很快，每一口大概咬不到10下就吞到肚子裡面去了，根本就只是在吃調味料。

如果人們都只有吃調味料的話，那麼口味就會越來越重，店家需要加的鹽巴、糖分、味素也會越來越多，所以高血壓、心臟病的機會也會增加。所以我認為透過簡單的方法可以讓身體更健康，還能體會到食物原本的美味，是非常好的習慣！

慎選飯友

荷蘭的科學家發現，飲食習慣很容易複製，而且是在不知不覺當中，就會模仿起周圍朋友的飲食習慣。

俗話說的好：物以類聚，人以群分。又說：近朱者赤，近墨者黑。原本這只是在說明選擇朋友品格的好壞。沒想到在減肥上面也很重要。

荷蘭的科學家發現，飲食習慣很容易複製，而且是在不知不覺當中，就會模仿起周圍朋友的飲食習慣。所以如果想要瘦身的人，最好能夠跟一個飲食習慣良好的朋友一起吃飯，才不會被影響。

科學家邀請了70對大學女生到餐廳用餐，然後觀察他們的用餐行為，結果發現到她們會互相模仿對方的行為，而且這種模仿行為是不自覺的行動，當其中一個人開始吃東西的時候，另一位朋友很容易就會跟著她吃。所以如果你跟一個很會吃的人在一起，無形之中你可能會吃下更多的食物。

這項實驗結果可以說明兩件事情。

第一件：為什麼跟朋友一起進餐的話，會不自覺地吃進過多的食物，所以吃飯之前一定要選擇好的吃飯對象。

第二件：所以下次跟朋友出去吃東西的時候，記得要先提醒朋友不要吃太多，這樣才不會吃進過多的食物。研究人員認為，如果讓進食的人意識到她們在互相模仿，並且互相監督的話，應該可以減少過度飲食的習慣。

所以如果在瘦身的初期，你沒有辦法控制自己的身體，養成不好的飲食習慣，那麼我會建議最好先自己一個人用餐，然後慢慢吃，養成慢食的習慣之後，你就可以開始跟朋友吃飯，並且去影響朋友的用餐習慣。

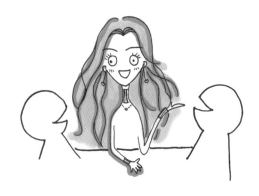

第六章

愛自己，
接納現在的你

當你勇敢地面對自己心中真正的渴望，你就會發現到原來其實你很有能力，你有能力把你所想要一切成為真實。

我們在這章要談的是靈性層面，也就是在你人生以及靈魂層面的事情。

　　我們現在要談的是一種渴望，在你的靈魂深處有一種渴望與悸動，在深處一直期待你可以去追尋你生命中真正想要的事物，或許那是一種使命，或許那是一種快樂的感覺，或許那只是一個小小的改變。

你的人生餓了，你卻不知道

傾聽心理真正的渴望，讓生命綻放出美麗的花朵。

　　我之前在媒體業上班的時候，每天過著朝八晚六的工作，雖然我在這個行業學到很多東西，薪水也很不錯，但是我卻沒有太開心的感覺。

　　那時候，心裡一直有股聲音在呼喚我，我有時會隱隱覺得，這不是我喜歡的工作模式；就在這一年內，我正餐沒有吃得比以前多，但是我下午的時候，卻常常莫名其妙地就感覺到飢餓，我可以一邊寫新聞稿、一邊狂嗑食物。

　　雖然我狂吃東西，但是有部分食物都是蔬果類，理論上應該是不會讓人快速肥胖的食物，卻沒想到體積就像慢慢吹氣球一樣，越來愈腫，體重從83公斤不斷往上飆升到88～89公斤，那時候我很納悶，明明就是吃健康的食物，為什麼會胖這麼快？

在我離職之後，我開始追尋我想要的生活，我變成一位自由工作者、作家、文案寫手，我的收入都是透過接案子，有案子才有收入，所以沒有穩定的收入，但是我卻感覺到很快樂。

後來透過神經語言學訓練師張宜芬老師的協助下，讓我開始探索一下自己的內心，我赫然發現到自己想要追尋的一切，不是穩定的薪水、不是一成不變的生活，而是自由。這種自由是我可以自己掌控工作時間，做自己喜歡、擅長的事物，而且我可以讓自己去冒險和挑戰更多的可能性，那才是我想要的工作模式。

在這次的過程當中，我發現到原來靈性上面的飢渴，在瘦身上是非常重要的一環。很多人都忽略到自己的靈魂正在吶喊，你的生命正在承受著飢餓，他一直在心理深處呼喚你，因為你沒有聽到他的聲音，所以他就轉換成另一種形式的飢餓，那就是身體上的飢餓，所以我開始大吃大喝，希望能夠填補那份空虛。但這種靈魂的空虛怎麼可能用食物填滿？唯有開始啟程，才能填補這份缺口。

接下來我會透過當初張宜芬老師幫我釐清工作價值觀的方法，幫助你釐清你在工作上要什麼，你真正渴望的工作型態是什麼，幫助你聽到靈魂的呼喚：

1. 拿出一張白紙，開始寫下你心目中100分的工作，需要有什麼樣的條件或特質？譬如說自由、高收入、穩定、快樂、冒險、幫助人、成就感等等，盡可能寫多一點，讓你開始拓展你的思維模式。

2. 在這些工作的條件或特質當中，挑出6～10項你覺得對你而言，現階段最重要的工作特質。

3. 挑出這6～10項之後，我們就要開始進行優先排序。在這邊我們要進行的排序動作，是跟潛意識合作進行排序。這時候你把這6～10項特質先找出兩項，分別放在左手及右手上，然後閉上眼睛、全身放鬆，在心裡問自己：「哪一項特質對我來說比較重要？重要的請往下沉。」

接著去感覺一下哪一邊的手往下沉，那邊就是比較重要的特質。決定好了後把輕的特質換掉，再換另外一個特質，一直重複這樣的動作，到最後勝出的就是第一順位特質，也就是你理想工作最重要的條件。排出第一順位之後，還要繼續排出第二順位、第三順位，最多可以排到第五順位。

4. 當你找出這些順序之後，我們要開始幫這些條件下定義。什麼意思呢？譬如說我的工作條件當中，自由是第一順位，那我就要去問自己：「自由對我的定義是什麼？在工

作上的自由代表什麼？」我那時候找出來的是：自由對我來說就是我可以安排自己的時間，我可以選擇我要不要這個案子，我可以選擇自己的價碼，我可以依照我自己的步調工作，而不用被固定的工時給綁死。當你找到這些定義的時候，你就會發現原來自己真正想要的通常跟現實不一樣。

5. 最後就是要幫自己設定一個場景。如果可以同時滿足前三個順位的條件，那麼會是什麼樣的一個感覺？會有哪些場景？會出現什麼樣的畫面？你可以看到、聽到、感覺到什麼？

當初我透過這樣的練習，找到我工作的價值觀，而且我也慢慢地往這個方向邁進，我也希望在閱讀這本書你的，可以找到你真正要的一切，傾聽心理真正的渴望，讓你的生命能夠綻放出美麗的花朵。

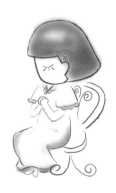

不敢踏出舒適圈，
靈性的飢渴會讓你胖

當你勇敢地面對自己心中真正的渴望，你就會發現到原來其實你很有能力。

　　當你找到工作上面的價值觀的時候，我希望你開始踏出你的舒適圈。不過我不是要你找到自己的價值觀後馬上辭職，我也沒有要你衝動地馬上做自己想要做的事情，我只是要你開始踏出第一步，做出一些小改變。

　　然後在接下來的每一天，都為了你真正渴望的一切，做出一點改變。千萬不要小看一點一點地改變！每一點改變都會變成巨大的威力。

　　舉例來說，假設你的價值觀跟我一樣，是想要擁有自己的時間，當一個自由工作者，那麼我會希望你想一想：你要在什麼領域上當一個自由工作者？是音樂、文學、創作還是烹飪？

找到一個你有興趣，可以為之努力的領域，開始去了解那個領域的事情，確定自己是否適合。

　　當你確認那個領域是你願意努力的方向時，記得一定要「勇敢」。勇敢地踏出自己的舒適圈，開始去涉獵你不知道的一切！我很喜歡電影「沒問題先生」（Yes Man），電影中金凱瑞被要求只能說「Yes！」，而不能說「No！」。

　　透過這樣的過程，雖然金凱瑞有千萬個不願意，但是卻不得不說是，所以不知不覺學到很多東西，到最後突破自己舊有的舒適圈，改變了自己一成不變的人生，也找到了真實的自己。

　　當你勇敢地面對自己心中真正的渴望，你就會發現到原來其實你很有能力，你有能力把你所想要一切成為真實，你之所以沒有辦法去做你自己想要的事情，只是你沒有踏出那一步而已。讓自己勇敢一點，讓自己面對真實的自己，不要再躲在自己的舒適圈裡，只要你願意，你可以一步步達到你理想的工作型態。

要我接受肥胖的自己，別開玩笑！

當你勇敢地面對自己心中真正的渴望，你就會發現到原來其實你很有能力。

　　再來我們要提到靈魂的另外一個層面，接納自己。從小，我們就被教導要修正自己的缺點，改進自己的缺點。所以我們國中、高中的時候，我們通常被要求去補習的科目，一定是我們最差的那項科目。

　　在我們生長的過程當中，我們不斷被要求挑出自己的缺點、弱項，我們被要求補強自己的弱項，希望自己成為一個完美的人，如果我們沒有做到完美，就會讓我們討厭自己。

　　最近在Facebook上看到一個有趣的外國廣告，有一位專門幫政府警察機關素描的素描師，過去他都是聽受害人或目擊者描述對方的特徵，畫出嫌犯的樣子。後來他做了一個很有趣的活動，他會邀請了好幾位男女到他的工作室，請他

們描述自己的樣子，同時也請他們描述剛剛看到彼此的樣子，這位素描師絕對不會看到這些人的臉，就只是憑著他們自己的描述，畫了一張圖；然後在依照別人描述的，再畫出另一張圖。

等到全部都畫完之後，這位素描師邀請他們來看自己的素描畫，看看自己描述的跟別人看到的有什麼不一樣。結果他們發現到自己在描述長相的時候，通常比較醜；但是在別人的眼中，卻又是那樣的美麗。

有一位女士看完以後說：「身為女人，我們花了很多時間去挑剔、去掩蓋我們覺得不夠好的地方，其實我們應該把時間用來欣賞原本就喜歡的地方。」所以那位畫家做出了一個結論：「妳比妳想像的還要美麗。」

我非常喜歡這個廣告，因為它告訴我們，我們原本就是美麗的，但是我們卻常常用缺點來責備自己。所以我們越來越不快樂，我們我們不喜歡自己、討厭自己，讓自己用盡全力來責備自己，何苦？

所以我希望你開始接受自己、愛自己，不管你現在是胖、是瘦，請接納這樣的自己。當你開始接納自己時，你才能看到你身體中那個苗條的自己、看到那個美麗的靈魂。

☺ 學習看到自己身體裡的苗條靈魂

我希望你可以做兩件很簡單的事情：

1. 每天稱讚自己：每一天，請找出自己1~3個優點，然後自己稱讚自己的優點，以及為什麼要稱讚這個優點。譬如說：我覺得我很聰明。為什麼？因為我今天幫客戶解決一個棘手的問題。或是：我很有愛心，因為我今天牽一個老伯伯過馬路等等。總之，你一定要多稱讚自己，多看見自己的優點，然後去發揮自己的優點。

2. 請朋友幫忙稱讚自己：如果你真的不知道怎麼稱讚自己，沒關係，去找朋友幫忙。你去問朋友：「你覺得我的優點是什麼？為什麼？」然後記得帶錄音筆把這些話錄下來！當你覺得沮喪、討厭自己的時候，把它拿出來聽！你會發現到，其實你在別人的眼中，其實是很棒的人！

透過這樣的步驟，你可以開始建立自己的自信。當你有自信的時候，你的內在會開始疼愛自己。當你願意開始疼愛自己的時候，你內心那份渴求愛的飢渴就會被滿足，你會開始發現到自己不需要那麼多食物，你會驚訝其實你要吃的其實沒那麼多。

愛自己，好好溺愛自己

當你越來越愛自己的時候，你會發現你苗條的速度也會越來越快。

我們都知道愛自己很重要，但是我們要怎麼愛自己？除了多稱讚自己之外，還有什麼方法，可以愛自己呢？

通常我會給隔一段時間給自己一些獎勵，包括出遊、買自己喜歡的東西；在瘦身的過程當中，如果我最近腰圍或體重有小一點，我也會買一個自己喜歡的巧克力來獎賞自己。因為我相信自己是值得被嘉獎的！

同時我很喜歡在《秘密瘦身法》當中的一個練習，那就是「愛的冥想」！經過我稍微改良以後，你會發現這個方法其實簡單：

首先，讓自己全身放鬆，靜靜地坐著或是躺著，當你覺得很放鬆的時候，開始想像身旁開始有陽光籠罩，你可以選

擇你相信的宗教神明，或是一位你覺得那是「愛」的化身的人，出現在這片陽光當中，輕輕地撫摸你的心，祂或他會把所有的愛的能量都傳遞到你身上，然後你開始沐浴在愛的能量當中，你會感覺到這股能量可以無限擴大。

從你的身體開始往外擴散，到房間、住的地方、台灣、全世界、宇宙，你會感受到宇宙的愛與慈悲，然後你也會把這個能量傳遞給你所愛的人，包括伴侶、親人、朋友或是你的事業夥伴等。

如果沒有時間冥想的時候，你可以怎麼做呢？我最常用的方法有兩個：

1. 我會每次在照鏡子的時候，對著鏡子說：「我喜歡你！」、「你很帥！」、「你很好看！」或是「哇！的越來越苗條耶，你怎麼做到的？」聽起來好像很蠢，對吧？當初我這樣做的時候也是這樣想。我覺得自己像個白痴一樣，幹嘛做這麼蠢的事情！而且，我明明就是這麼胖啊？

但是我要告訴你：如果你能不批判自己、多欣賞自己，你會更快樂！當你快樂的時候，身體會分泌抑制食慾的血清素，讓自己不用吃下成堆的食物。所以多利用這個方法，來好好溺愛自己吧！

同場加映威力版：如果能夠脫光光在鏡子前面稱讚自己，會更有威力喔！

2. 你可以透過對自己說出正面積極的肯定句，同樣也可以達成這樣的效果。像是：
「我是值得被愛的人。」
「當我越愛自己，我就越苗條。」
「我是世上獨一無二的人，我的美麗也是獨一無二。」
「我真心地接納自己、愛自己。」
「我越來越苗條。」
「我喜歡現在的自己。」
「我會越來越美麗，越來越愛自己。」

當你願意開始進行這樣的練習時，你就會了解到，原來你過去多麼不愛自己、多麼討厭自己。

但是沒關係，從現在開始，你會懂得如何愛自己、喜歡自己；當你越來越愛自己的時候，你會發現你苗條的速度也會越來越快。所以，好好享受愛自己的感覺吧！

第七章

啟程，開始苗條

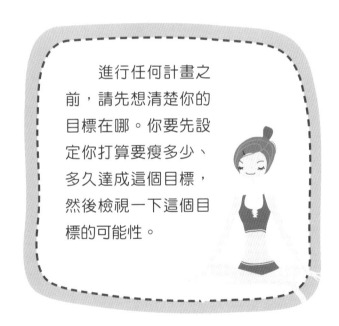

進行任何計畫之前，請先想清楚你的目標在哪。你要先設定你打算要瘦多少、多久達成這個目標，然後檢視一下這個目標的可能性。

瘦身的五大關鍵

持續運動，即便能運動時間很短：運動的時間不在於長短，而是在於持之以衡。

　　我在當健康醫療記者的時候，曾經翻譯過一篇外電報導，我覺得這是一個很棒的瘦身故事。那是英國《每日郵報》（Daily Mail）的報導。

　　有一名英國男子沃德（Mike Ward），在一年內從170公斤瘦到100公斤，總共瘦了70公斤。沃德在17歲的時候是橄欖球員，但因為酷愛吃速食、油炸的東西，所以讓他體重直線上升，最後不得不放棄橄欖球，當他發現到體重過重的時候，已經是170公斤了，因此他決定要減重。

　　雖然他非常想要減重，可以他非常不喜歡吃生菜沙拉，於是經過專家討論之後，他決定每週到健身房報到6天，並且將紅肉類的食物換成雞肉，並且開始吃糙米與五穀雜糧類的食物。

　　沒想到在實行的第一個月卻只有瘦下1公斤，但是他仍然堅持吃了一年。沒想到一年後，他的體重已經減少超過了70公斤。

　　沃德表示，多數的瘦身教練或專家都會建議用生菜沙拉代替正餐，但因為他很討厭吃生菜沙拉，所以剛開始他還擔心他沒有辦法改變他的飲食習慣。

　　可是在媽媽的巧手之下，把一些健康的食物變得很美味，於是他開始接受更多的健康食物，包括五穀類的食物、新鮮的蔬果等，甚至減少汽水、可樂的飲用，而改喝白開水與果汁，這些都是他沒有想過的改變。

　　且剛開始在健身房運動的時候，他也只能做5分鐘的運動，結果現在他可以進行超過一個小時的運動。所以他認為，只要有心想要瘦下來，每個人都可以找到屬於自己的瘦身方法，讓自己變得健康、有活力。

　　看完這個故事之後，你有沒有發現到幾個很重要的點？

　　第一、他「下定決心」要瘦身：當一個人下定決心要瘦身的時候，才能發揮真正的力量，如果只是隨便說說，那當然就不會瘦下來。

第二、他吃自己喜歡的食物，只是把這些食物做些改變：很多人都會依照營養學家的指示，該吃什麼、不該吃什麼，規定得很嚴格。但是他選擇自己喜歡的料理，只是處理的方法不一樣，這樣心理上就不會有「失落感」，也不會產生情緒性的飢餓。

第三、持續運動，即便能運動時間很短：運動的時間不在於長短，而是在於持之以衡，當你持之以恆的時候，你的肌肉就會不斷地增加，同持也會增加基礎代謝率，那瘦身的威力就會越來愈大。

第四、他讓身體自然去選擇食物：剛開始的時候他讓自己順著身體的選擇，沒有刻意去吃什麼或不吃什麼。但神奇的是，如果當你吃越多營養的食物，你反而不會想要去吃垃圾食物。

第五、相信自己可以瘦：如果有人第一個月只瘦下1公斤，通常那個人就會放棄了吧！但是他並沒有，而是持續地堅持瘦身計畫，沒想到一年後就看見這個減肥計劃的威力。

透過這個故事，想讓你樹立信心，讓你知道：只要你不採取快速卻傷身的減肥法，而是願意堅持對的路，讓身體自然瘦下來，並且養成易瘦體質，那麼你可以得豐收的成果。

設定目標

把大目標切成區塊小目標，只要每達成一個小目標，就給自己一個小獎勵。

進行任何計畫之前，請先想清楚你的目標在哪。你要先設定你打算要瘦多少、多久達成這個目標，然後檢視一下這個目標的可能性。

很多人在設定目標的時候常常會設定錯誤的目標，導致自己沒有達成，最後讓自己陷入無助絕望的深淵當中，所以現在我要教你如何設定目標。

設定目標步驟：

第一、找出一張白紙，在紙上寫下你現在幾公斤，然後你想要瘦到幾公斤？你預定多久完成這個目標？

第二、檢視一下這個目標是否可能？很多人在設定目標的時候，常常會設定自己很難達成的目標，像是：我要一個

月瘦10公斤、我要三個月瘦20公斤等等，我都不是很建議這樣設定，為什麼？

因為你設定這樣的目標的時候，就會給自己過多的心理壓力，依照我們之前說的情緒性肥胖原則，你就會知道，當你有過多心理壓力的時候，反而會更容易「胖」！所以，請設定適度的目標，讓自己逐步達成！

第三、把大目標切成區塊小目標：如果今天我要在半年內瘦10公斤，那我就要知道，我每個月只要瘦1.6公斤就可以。這樣一來，我不會有那麼大的壓力，而且我會知道這是可以達成的目標。

然後我會建議你只要每達成一個小目標，就給自己一個小獎勵！這樣的獎勵行為會刺激腦內多巴胺生成，產生幸福的感覺、同時紓解壓力；這樣一來你不會覺得瘦身很辛苦，反而會更加喜歡上瘦身。

第四、你去想想看達成大目標的時候，你會看到什麼樣的場景、聽到什麼聲音。那時候我幫自己設定目標的時候，我寫的是：我可以看見我站上體重計的時候，指針在70公斤的位置，我穿的下M號的褲子，我可以穿得下之前買的帥氣衣服，我聽到很多人問我：「你怎麼瘦下來的？」、「你

好苗條喔！」、「你可以教我怎麼瘦嗎？」我會感覺到別人羨慕的眼光，我還可以開始進行短暫地跑步等。

　　第五、達成這個目標之後，你會有什麼感覺？你開始去想像，如果你瘦下來之後，你會感受到什麼不一樣的感覺？那時候我寫的是：我感覺到很有成就感，因為我做到了。我會感覺到很快樂、很輕鬆，我感覺到我愛我自己，我也會找到愛我的人，我感覺到非常地自在。

　　第六、當寫完這些之後，你要開始思考，有那些問題或阻礙，讓你無法進行這個目標？那時候我寫的是：我有「我不可能瘦下來」的信念，我有「我天生就胖」的信念。而且我會不相信自己、不愛自己等等，所以我同時著手去除自己那些「沒有用」的信念，建立起自己的新信念；同時我也開始學習愛自己，讓自己去除這些阻礙。

　　第七、找出可以幫助自己的資源。譬如說：當我不會設定目標的時候，我可以找誰來幫忙。我不會做健康的餐點，那誰可以幫我做？

　　當然也可以找到目前你有的資源，像是：我懂很多健康瘦身知識、我有時間可以去運動等。透過找到這些資源，你會發現到其實你周圍有很多人都可以幫助你。還記得剛剛那

位叫「沃德」的英國男子嗎？他最大的資源就是媽媽，因為媽媽幫他做健康的餐點。

　　要不然你也可以去找一起瘦身的夥伴，彼此加油打氣，透過這樣的合作，你會知道自己並不孤單，你會知道你不是孤軍奮戰，你會更有勇氣去讓自己瘦下來！

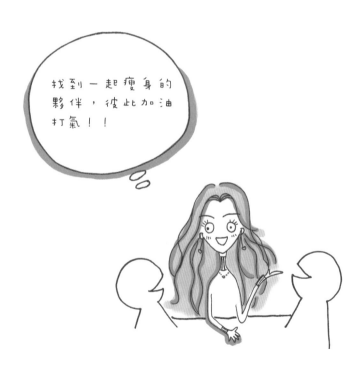

半年瘦10公斤的計畫

讓我們透過心靈方法，幫助自己把心靈的肥胖開掉。

現在，我要告訴你簡單的執行計畫，如果你願意這樣做的話，你也可以瘦下來！為什麼是半年？因為我從公司離職到現在半年多，我從88公斤瘦到78公斤，透過這樣的計畫，我讓自己越來越苗條，而且讓自己看起來越來越年輕。

😊 我的飲食計畫

我在每天起之後，一定會喝一杯500c.c.的溫開水，然後打一杯紅蘿蔔蘋果汁來喝。我每次跟別人說，早餐打一杯紅蘿蔔蘋果汁的時候，竟然大家都露出難以置信的表情，因為每個人都會認為這很花時間，但其實錯了。

事實上我打紅蘿蔔蘋果汁的時間，從切水果到洗完果汁機，總共時間大約只有10分鐘而已，搞不好比在外頭等早

餐還快。我的比例通常是兩顆蘋果加一條胡蘿蔔，成本不到40元，比一個漢堡加飲料的錢還要少，是非常經濟實惠的早餐。有時候我也會自己做燕麥豆奶來喝。總之，早餐要吃得營養。

早餐之後的飲食就沒有特別禁忌，這時候我很推薦《瘦的祕密》一書提到的「黃金四法則」：餓了就吃、吃喜歡吃的食物、享受每一口食物、飽了就停。我真正實行下來以後，我加上新的詮釋：

餓了就吃：當你覺得餓的時候，先喝一杯水，如果還是覺得餓，才吃。

吃喜歡的食物：不要有特別的禁忌，但是我會請你先問問看自己的身體：「你覺得吃這個好不好？」

享受每一口食物：如何享受每一口食物？就要讓食物停留久一點，慢慢地在口中咀嚼，也就是每一口至少咀嚼30下，感受食物的真實味道。

飽了就停：當你覺得已有6～8分飽的就停止吃東西。但是剛開始你一定沒有辦法確定自己是否有6～8分飽，因為你已經長期讓自己忽略這種感受，所以我要你去觀察、感

受身體上的一個點，那就是在胸骨最下面有一個硬塊的地方，那邊大約就是胃的上沿，當你覺得飽的時候，其實這邊會有一個微弱的飽足感，這時候就是該停筷子的時候了。

至於晚餐的話，我不建議晚上8減以後再進食，如果真的非吃不可的話，我就會選擇只吃一點，如果覺得餓，再吃一點，而且盡量選擇蔬果類的食物來吃。

😊 我的心理建設

在這段期間內，只要我記得，我都會採用我在上面說的練習，透過心靈的方法，幫助自己關掉心靈的肥胖開關。

同時我也會讓我的目標視覺化，我在網路上找到我希望擁有的身材照片，包括明星或模特兒都可以，然後把自己的大頭照貼在那個明星或是模特兒上，早上起來的時候看這那張照片說：「這是我！」剛開始的時候也是不相信自己會變苗條，但是久了以後，就好像這件事情有可能會發生一樣，有趣的是，當你越相信，它就越會成真！

😊 我的運動習慣

我每天讓自己一定要到運動場走路超過20分鐘，特別

是初期的時候，那時候是意志力最薄弱的時候，當你養成這樣的習慣之後，其實你的身體會自然而然地想要運動，而且會愛上運動的感覺。

　　過去這幾個月，我就是透過這樣簡單的方法，讓自己慢慢地變瘦。你或許會覺得很簡單，但是這卻是花了我多年的慘痛經驗所換來的結果。

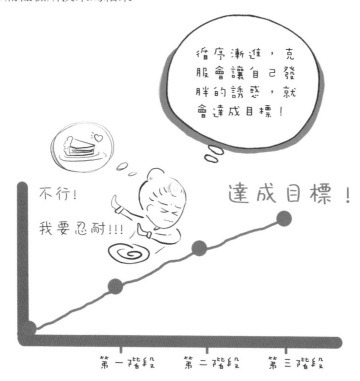

不只瘦，更要健康、年輕

> 反反復復的瘦身過程，讓我知道其實最可怕的不是復胖，而是身體的機能損害。

　　我的瘦身方法不難，但最難的是觀念轉變！當你擁有「瘦身就要節食」的觀念時，你絕對沒有辦法真正瘦下來；就算瘦下來，不但會胖回來，還會讓皮膚失去光澤、體力下降，看起來更顯老態。

　　我在24歲的時候復胖到95公斤，穿上西裝的時候人家以為我42歲。我在25歲的時候一樣90多公斤，也被認為是40多歲的人。我現在30歲了，有很多人認為我看起來不到30歲。

　　在過去那段反反復復的瘦身過程，讓我知道其實最可怕的不是復胖，而是身體的機能損害，當身體機能損害的時候，你由裡而外就會散發出蒼老的感覺。

　　所以我這套瘦身的方法，不要你用傷害自己的方法來減

肥，而是透過跟自己身體合作，讓自己自然而然地瘦下來。
同時透過攝取這些健康的物質，讓自己的身體年齡可以不斷
下降。

雖然我們都沒有辦法改變身分證上的年齡，但是我們可
以改變身體上的年齡！所以我的瘦身觀念不只是瘦身，而是
一個讓你養成健康習慣的方法，讓你重新找回健康的身體，
我認為這才是最重要的事情！

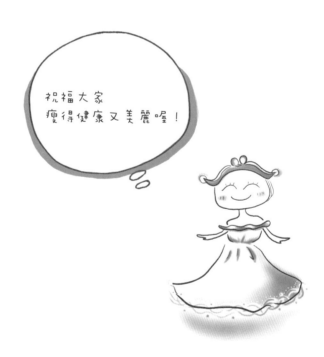

祝福大家
瘦得健康又美麗喔！

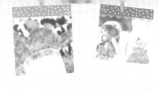

喝出人體自癒力，
體驗不老的逆齡奇蹟！

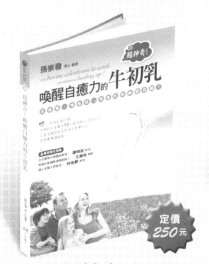

定價 250 元

《超神奇！
喚醒自癒力的牛初乳》

孫崇發 博士 編著

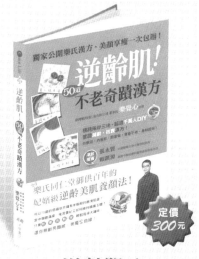

定價 300 元

《逆齡肌！
50道不老奇蹟漢方》

臺灣樂氏同仁堂有限公司 **樂覺心** 編著

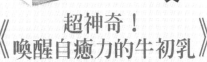

牛初乳是什麼？
它是乳牛生產後**72**小時內所分泌的乳汁。
它富含許多調節免疫系統的營養因子，
其營養價值極高。

鼻子過敏、紅斑性狼瘡、慢性疾病，有救了。
化病痛為免疫的牛初乳，
讓你喝出百毒不侵的身體！

橫跨兩岸三地、
超過千萬人DIY實證減齡、抗衰漢方！
外敷浴、內服飲，照著做，
青春不老、身材姣好！

輕鬆甩掉大嬸味，
還你無齡亮顏感、
美魔S曲線！

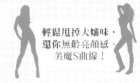

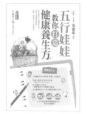 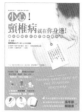 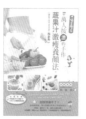 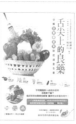 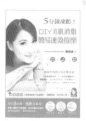
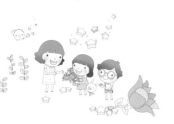 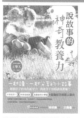 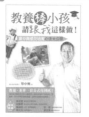 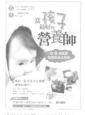
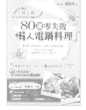 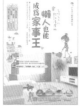 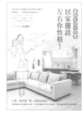 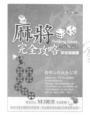 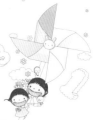

I Have a Dream...

或許你離成功,就只差出一本書的距離!

課程名稱:寫書與出版實務班

課程地點:台北(報名完成後,將由專人或專函通知)

課程大綱:

*如何規劃、寫出自己的第一本書

*如何設定具市場性的寫作題材

*如何提案,讓出版社願意和你簽約

*如何選擇適合的出版社

*如何出版電子書

*如何鎖定你的讀者粉絲群

*如何成為真正的作家

本課程三大特色

① 保證出書

② 堅強授課陣容

③ 堅強輔導團隊

報名請上網址: www.silkbook.com 我要報名

熱情贊助

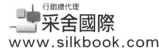

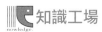
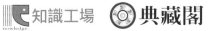

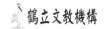

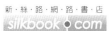

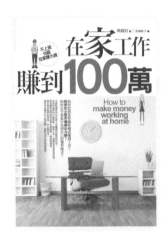

在家工作賺到100萬
定價NT280元

如何把創意和趣味變成賺錢工具？

如何在小眾市場做出大餅？

如何在不景氣中找到自己的獲利模式？

*圖文解析、輕鬆易懂

　　全書圖文活潑有趣，描繪觀點幽默詼諧，讓讀者在爆笑之餘，除了對「在家工作」的嚮往之外，能更進一步了解看似自由無束縛的自由工作者的真實生活面，並非只是享受自由，更要懂得規劃自己，才能過得自在好生活。

*在家工作，立即賺

　　作者對每個在家工作有超完整解析，從該行業的入門門檻、市場行情、接案技巧、進階發展，到經驗分享，讓您完整掌握各行業兼差賺大錢的獨門心法！

Enrich

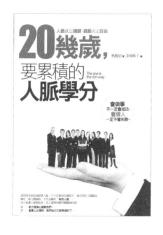

20幾歲，要累積的人脈學分

定價NT250元

人脈就是錢脈，錢脈決定自由

*如果妳屬於下列這幾個族群：

　　★新鮮人：想要找個好工作！★小主管：想要早點升官發財！★窮忙族：想早點獲得財務自由！看過這本書，你將會找到屬於自己的人生新方向！

*暢銷作家典馥眉最新作品

　　繼《學校沒有教的戀愛心理學》後，這一次，典馥眉要與你分享如何從複雜的人際關係中，累積出有用的人脈，經由她的細細剖析與案例分享，我們才終於其實只要真心與人相處，並且持續修養自己，自然擁有好人緣，進而累積出豐富的人脈。

*發自內心，就有人脈

　　卡內基訓練大中華區負責人黑幼龍說：「禮貌並不等於禮儀，也不只是外在的規矩，而是發自內心的人際關係技巧，能提升你的專業形象，和增加受人重視、重用的機會。」

Encourage

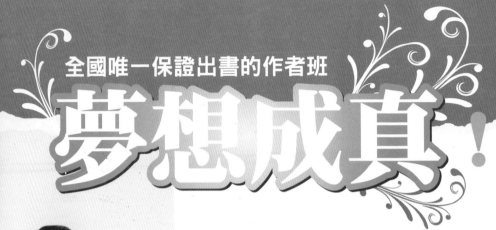

全國唯一保證出書的作者班

夢想成真！

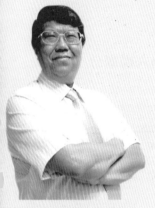

采舍國際集團董事長
王擎天博士

● 華人世界非文學類暢銷書最多的本土作家作品逾百冊。

● 建中畢業考上台大時就開出版社，台灣最年輕從事出版的企業家。

● 華人少數橫跨兩岸三地最具出版實務經驗的出版奇才。

你是否**曾經想過出一本書？**

你知道**書是你最好的名片**嗎？

你知道**出書是最好的行銷**嗎？

　　由采舍國際集團董事長王擎天領軍，帶領一群擁有出版專業的講師群，要讓你寫好書、出好書、賣好書！

講師陣容

*采舍國際集團董事長

*啟思出版社社長和主編

*華文自資平台負責人和主編

*鴻漸和鶴立等專業出版社資深編輯

*新絲路網路書店電子書發展中心主任

*采舍國際集團行銷長